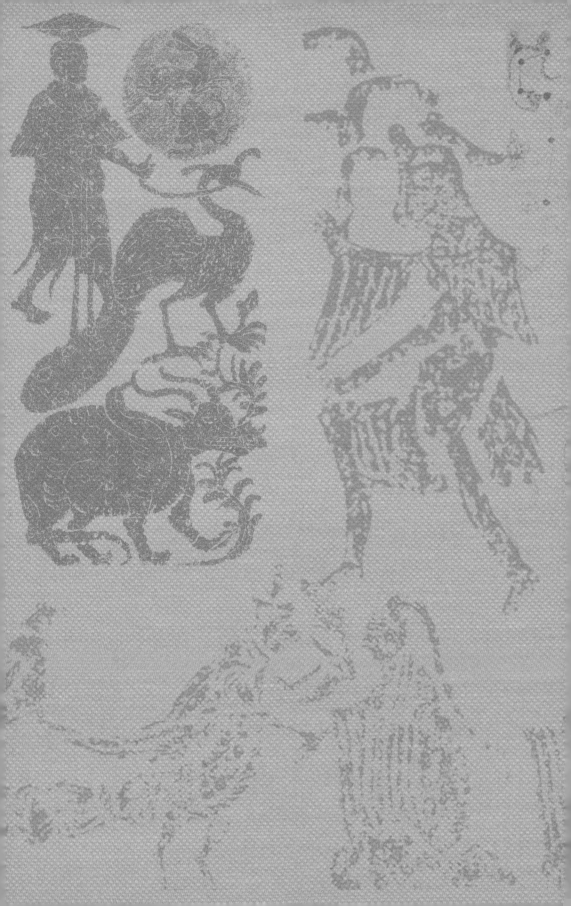

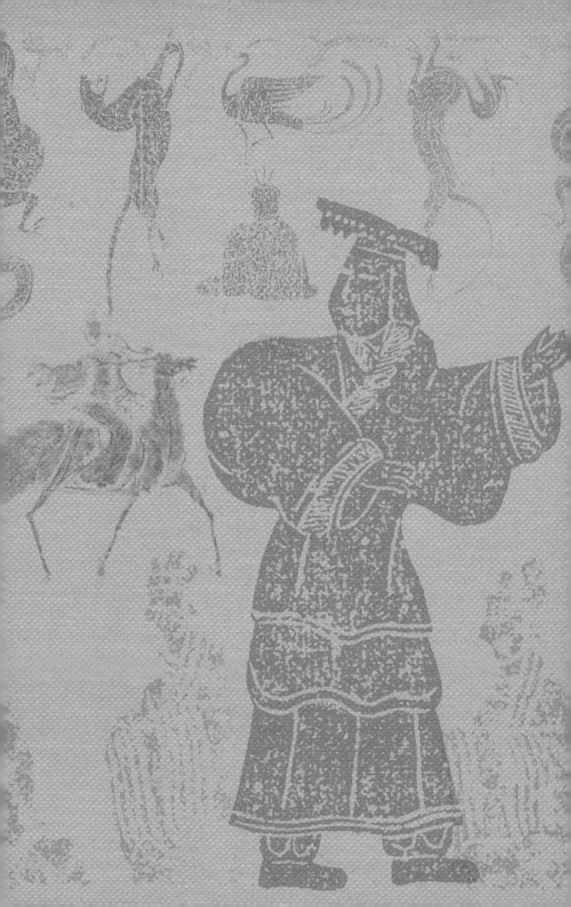

中国古医籍整理丛书

药 理 近 考

清·陈治 撰

李 莹 袁 浩 金秀梅 杨春涛 校注

中国中医药出版社

·北 京·

图书在版编目（CIP）数据

药理近考／（清）陈治撰；李莹等校注．—北京：
中国中医药出版社，2015.12（2024.10重印）
　　（中国古医籍整理丛书）
　　ISBN 978-7-5132-3066-7

　　Ⅰ.①药…　Ⅱ.①陈…②李…　Ⅲ.①中药学—中国—
清代　Ⅳ.①R285

中国版本图书馆CIP数据核字（2015）第317276号

中 国 中 医 药 出 版 社 出 版
北京经济技术开发区科创十三街31号院二区8号楼
邮政编码　100176
传真　010-64405721
北京盛通印刷股份有限公司印刷
各地新华书店经销

*

开本710×1000　1/16　印张5.75　字数28千字
2015年12月第1版　2024年10月第2次印刷
书　号　ISBN 978-7-5132-3066-7

*

定价　18.00元
网址　www.cptcm.com

国家中医药管理局
中医药古籍保护与利用能力建设项目
组织工作委员会

主　任　委　员 王国强

副 主 任 委 员 王志勇　李大宁

执行主任委员 曹洪欣　苏钢强　王国辰　欧阳兵

执行副主任委员 李　昱　武　东　李秀明　张成博

委　　　　员

各省市项目组分管领导和主要专家

（山东省）武继彪　欧阳兵　张成博　贾青顺

（江苏省）吴勉华　周仲瑛　段金廒　胡　烈

（上海市）张怀琼　季　光　严世芸　段逸山

（福建省）阮诗玮　陈立典　李灿东　纪立金

（浙江省）徐伟伟　范永升　柴可群　盛增秀

（陕西省）黄立勋　呼　燕　魏少阳　苏荣彪

（河南省）夏祖昌　刘文第　韩新峰　许敬生

（辽宁省）杨关林　康廷国　石　岩　李德新

（四川省）杨殿兴　梁繁荣　余曙光　张　毅

各项目组负责人

王振国（山东省）　　王旭东（江苏省）　　张如青（上海市）

李灿东（福建省）　　陈勇毅（浙江省）　　焦振廉（陕西省）

蔡永敏（河南省）　　鞠宝兆（辽宁省）　　和中浚（四川省）

前言

中医药古籍是传承中华优秀文化的重要载体，也是中医学传承数千年的知识宝库，凝聚着中华民族特有的精神价值、思维方法、生命理论和医疗经验，不仅对于传承中医学术具有重要的历史价值，更是现代中医药科技创新和学术进步的源头和根基。保护和利用好中医药古籍，是弘扬中国优秀传统文化、传承中医学术的必由之路，事关中医药事业发展全局。

1949 年以来，在政府的大力支持和推动下，开展了系统的中医药古籍整理研究。1958 年，国务院科学规划委员会古籍整理出版规划小组在北京成立，负责指导全国的古籍整理出版工作。1982 年，国务院古籍整理出版规划小组召开全国古籍整理出版规划会议，制定了《古籍整理出版规划（1982—1990）》，卫生部先后下达了两批 200 余种中医古籍整理任务，掀起了中医古籍整理研究的新高潮，对中医文化与学术的弘扬、传承和发展，发挥了极其重要的作用，产生了不可估量的深远影响。

2007 年《国务院办公厅关于进一步加强古籍保护工作的意见》明确提出进一步加强古籍整理、出版和研究利用，以及

"保护为主、抢救第一、合理利用、加强管理"的方针。2009年《国务院关于扶持和促进中医药事业发展的若干意见》指出，要"开展中医药古籍普查登记，建立综合信息数据库和珍贵古籍名录，加强整理、出版、研究和利用"。《中医药创新发展规划纲要（2006—2020）》强调继承与创新并重，推动中医药传承与创新发展。

2003～2010年，国家财政多次立项支持中国中医科学院开展针对性中医药古籍抢救保护工作，在中国中医科学院图书馆设立全国唯一的行业古籍保护中心，影印抢救濒危珍本、孤本中医古籍1640余种；整理发布《中国中医古籍总目》；遴选351种孤本收入《中医古籍孤本大全》影印出版；开展了海外中医古籍目录调研和孤本回归工作，收集了11个国家和2个地区137个图书馆的240余种书目，基本摸清流失海外的中医古籍现状，确定国内失传的中医药古籍共有220种，复制出版海外所藏中医药古籍133种。2010年，国家财政部、国家中医药管理局设立"中医药古籍保护与利用能力建设项目"，资助整理400余种中医药古籍，并着眼于加强中医药古籍保护和研究机构建设，培养中医古籍整理研究的后备人才，全面提高中医药古籍保护与利用能力。

在此，国家中医药管理局成立了中医药古籍保护和利用专家组和项目办公室，专家组负责项目指导、咨询、质量把关，项目办公室负责实施过程的统筹协调。专家组成员对古籍整理研究具有丰富的经验，有的专家从事古籍整理研究长达70余年，深知中医药古籍整理研究的重要性、艰巨性与复杂性，履行职责认真务实。专家组从书目确定、版本选择、点校、注释等各方面，为项目实施提供了强有力的专业指导。老一辈专家的学术水平和智慧，是项目成功的重要保证。项目承担单位山东中医药大学、南京中医药大学、上海中医药大学、福建中医药大学、浙江省中医药研究院、陕西省中医药研究院、河南省中医药研究院、辽宁中医药大学、成都中医药大学及所在省市中医药管理部门精心组织，充分发挥区域间互补协作的优势，并得到承担项目出版工作的中国中医药出版社大力配合，全面推进中医药古籍保护与利用网络体系的构建和人才队伍建设，使一批有志于中医学术传承与古籍整理工作的人才凝聚在一起，研究队伍日益壮大，研究水平不断提高。

本着"抢救、保护、发掘、利用"的理念，该项目重点选择近60年未曾出版的重要古医籍，综合考虑所选古籍的保护价值、学术价值和实用价值。400余种中医药古籍涵盖了医经、基础理论、诊法、伤寒金匮、温病、本草、方书、内科、外科、女科、儿科、伤科、眼科、咽喉口齿、针灸推拿、养生、医案医话医论、医史、临证综合等门类，跨越唐、宋、金元、明以迄清末。全部古籍均按照项目办公室组织完成的行业标准《中医古籍整理规范》及《中医药古籍整理细则》进行整理校注，绝大多数中医药古籍是第一次校注出版，一批孤本、稿本、抄本更是首次整理面世。对一些重要学术问题的研究成果，则集中收录于各书的"校注说明"或"校注后记"中。

"既出书又出人"是本项目追求的目标。近年来，中医药古籍整理工作形势严峻，老一辈逐渐退出，新一代普遍存在整理研究古籍的经验不足、专业思想不坚定等问题，使中医古籍整理面临人才流失严重、青黄不接的局面。通过本项目实施，搭建平台，完善机制，培养队伍，提升能力，经过近5年的建设，锻炼了一批优秀人才，老中青三代齐聚一堂，有效地稳定了研究队伍，为中医药古籍整理工作的开展和中医文化与学术的传承提供必备的知识和人才储备。

本项目的实施与《中国古医籍整理丛书》的出版，对于加强中医药古籍文献研究队伍建设、建立古籍研究平台，提高古籍整理水平均具有积极的推动作用，对弘扬我国优秀传统文化，推进中医药继承创新，进一步发挥中医药服务民众的养生保健与防病治病作用将产生深远影响。

第九届、第十届全国人大常委会副委员长许嘉璐先生，国家卫生计生委副主任、国家中医药管理局局长、中华中医药学会会长王国强先生，我国著名医史文献专家、中国中医科学院马继兴先生在百忙之中为丛书作序，我们深表敬意和感谢。

由于参与校注整理工作的人员较多，水平不一，诸多方面尚未臻完善，希望专家、读者不吝赐教。

国家中医药管理局中医药古籍保护与利用能力建设项目办公室

二〇一四年十二月

许序

"中医"之名立，迄今不逾百年，所以冠以"中"字者，以别于"洋"与"西"也。慎思之，明辨之，斯名之出，无奈耳，或亦时人不甘泯没而特标其犹在之举也。

前此，祖传医术（今世方称为"学"）绵延数千载，救民无数；华夏屡遭时疫，皆仰之以度困厄。中华民族之未如印第安遭染殖民者所携疾病而族灭者，中医之功也。

医兴则国兴，国强则医强。百年运衰，岂但国土肢解，五千年文明亦不得全，非遭泯灭，即蒙冤扭曲。西方医学以其捷便速效，始则为传教之利器，继则以"科学"之冕畅行于中华。中医虽为内外所夹击，斥之为蒙昧，为伪医，然四亿同胞衣食不保，得获西医之益者甚寡，中医犹为人民之所赖。虽然，中国医学日益陵替，乃不可免，势使之然也。呜呼！覆巢之下安有完卵？

嗣后，国家新生，中医旋即得以重振，与西医并举，探寻结合之路。今也，中华诸多文化，自民俗、礼仪、工艺、戏曲、历史、文学，以至伦理、信仰，皆渐复起，中国医学之兴乃属必然。

迄今中医犹为国家医疗系统之辅，城市尤甚。何哉？盖一则西医赖声、光、电技术而于20世纪发展极速，中医则难见其进。二则国人惊羡西医之"立竿见影"，遂以为其事事胜于中医。然西医已自觉将入绝境：其若干医法正负效应相若，甚或负远逾于正；研究医理者，渐知人乃一整体，心、身非如中世纪所认定为二对立物，且人体亦非宇宙之中心，仅为其一小单位，与宇宙万象万物息息相关。认识至此，其已向中国医学之理念"靠拢"矣，虽彼未必知中国医学何如也。唯其不知中国医理何如，纯由其实践而有所悟，益以证中国之认识人体不为伪，亦不为玄虚。然国人知此趋向者，几人？

国医欲再现宋明清高峰，成国中主流医学，则一须继承，一须创新。继承则必深研原典，激清汰浊，复吸纳西医及我藏、蒙、维、回、苗、彝诸民族医术之精华；创新之道，在于今之科技，既用其器，亦参照其道，反思己之医理，审问之，笃行之，深化之，普及之，于普及中认知人体及环境古今之异，以建成当代国医理论。欲达于斯境，或需百年欤？予恐西医既已醒悟，若加力吸收中医精粹，促中医西医深度结合，形成21世纪之新医学，届时"制高点"将在何方？国人于此转折之机，能不忧虑而奋力乎？

予所谓深研之原典，非指一二习见之书、千古权威之作；就医界整体言之，所传所承自应为医籍之全部。盖后世名医所著，乃其秉诸前人所述，总结终生行医用药经验所得，自当已成今世、后世之要籍。

盛世修典，信然。盖典籍得修，方可言传言承。虽前此50余载已启医籍整理、出版之役，惜旋即中辍。阅20载再兴整理、出版之潮，世所罕见之要籍千余部陆续问世，洋洋大观。

今复有"中医药古籍保护与利用能力建设"之工程，集九省市专家，历经五载，董理出版自唐迄清医籍，都400余种，凡中医之基础医理、伤寒、温病及各科诊治、医案医话、推拿本草，俱涵盖之。

噫！璐既知此，能不胜其悦乎？汇集刻印医籍，自古有之，然孰与今世之盛且精也！自今而后，中国医家及患者，得览斯典，当于前人益敬而畏之矣。中华民族之屡经灾难而益蕃，乃至未来之永续，端赖之也，自今以往岂可不后出转精乎？典籍既蜂出矣，余则有望于来者。

谨序。

第九届、十届全国人大常委会副委员长

许嘉璐

二〇一四年冬

王 序

中医学是中华民族在长期生产生活实践中，在与疾病作斗争中逐步形成并不断丰富发展的医学科学，是中国古代科学的瑰宝，为中华民族的繁衍昌盛作出了巨大贡献，对世界文明进步产生了积极影响。时至今日，中医学作为我国医学的特色和重要医药卫生资源，与西医学相互补充、相互促进、协调发展，共同担负着维护和促进人民健康的任务，已成为我国医药卫生事业的重要特征和显著优势。

中医药古籍在存世的中华古籍中占有相当重要的比重，不仅是中医学术传承数千年最为重要的知识载体，也是中医为中华民族繁衍昌盛发挥重要作用的历史见证。中医药典籍不仅承载着中医的学术经验，而且蕴含着中华民族优秀的思想文化，凝聚着中华民族的聪明智慧，是祖先留给我们的宝贵物质财富和精神财富。加强对中医药古籍的保护与利用，既是中医学发展的需要，也是传承中华文化的迫切要求，更是历史赋予我们的责任。

2010 年，国家中医药管理局启动了中医药古籍保护与利用能力建设项目。这既是传承中医药的重要工程，也是弘扬优秀民族文化的重要举措，不仅能够全面推进中医药的有效继承和创新发展，为维护人民健康做出贡献，也能够彰显中华民族的璀璨文化，为实现中华民族伟大复兴的中国梦作出贡献。

相信这项工作一定能造福当今，嘉惠后世，福泽绵长。

国家卫生与计划生育委员会副主任

国家中医药管理局局长

中华中医药学会会长

王国强

二〇一四年十二月

马 序

新中国成立以来，党和国家高度重视中医药事业发展，重视古籍的保护、整理和研究工作。自1958年始，国务院先后成立了三届古籍整理出版规划小组，分别由齐燕铭、李一氓、匡亚明担任组长，主持制订了《整理和出版古籍十年规划（1962—1972）》《古籍整理出版规划（1982—1990）》《中国古籍整理出版十年规划和"八五"计划（1991—2000）》等，而第三次规划中医药古籍整理即纳入其中。1982年9月，卫生部下发《1982—1990年中医古籍整理出版规划》，1983年1月，中医古籍整理出版办公室正式成立，保证了中医古籍整理出版规划的实施。2002年2月，《国家古籍整理出版"十五"（2001—2005）重点规划》经新闻出版署和全国古籍整理出版规划领导小组批准，颁布实施。其后，又陆续制定了国家古籍整理出版"十一五"和"十二五"重点规划。国家财政多次立项支持中国中医科学院开展针对性中医药古籍抢救保护工作，文化部在中国中医科学院图书馆专门设立全国唯一的行业古籍保护中心，国家先后投入中医药古籍保护专项经费超过3000万元，影印抢救濒危珍、善、孤本中医古籍1640余种，开展了海外中医古籍目录调研和孤本回归工作。2010年，国家财政部、国家中医药管理局安排国家公共卫生专项资金，设立了"中医药古籍保护与利用能力建设项目"，这是继1982～1986年第一批、第二批重要中医药古籍整理之后的又一次大规模古籍整理工程，重点整理新中国成立后未曾出版的重要古籍，目标是形成并普及规范的通行本、传世本。

为保证项目的顺利实施，项目组特别成立了专家组，承担咨询和技术指导，以及古籍出版之前的审定工作。专家组中的许多成员虽逾古稀之年，但老骥伏枥，孜孜不倦，不仅对项目进行宏观指导和质量把关，更重要的是通过古籍整理，以老带新，言传身教，培养一批中医药古籍整理研究的后备人才，促进了中医药古籍保护和研究机构建设，全面提升了我国中医药古籍保护与利用能力。

作为项目组顾问之一，我深感中医药古籍保护、抢救与整理工作的重要性和紧迫性，也深知传承中医药古籍整理经验任重而道远。令人欣慰的是，在项目实施过程中，我看到了老中青三代的紧密衔接，看到了大家的坚持和努力，看到了年轻一代的成长。相信中医药古籍整理工作的将来会越来越好，中医药学的发展会越来越好。

欣喜之余，以是为序。

中国中医科学院研究员

马继兴

二〇一四年十二月

马序

二

校注说明

《药理近考》为《证治大还》丛书之一种，清代医家陈治撰。全书共二卷，约成书于清康熙三十七年（1698）。

本次整理以山东中医药大学图书馆所藏《证治大还》康熙贞白堂本为底本，以北京国家图书馆所藏《证治大还》清康熙贞白堂本（即《四库全书存目丛书》影印本）、《中国本草全书》（收录《药理近考》康熙贞白堂本）为主校本，同时以书中所引相关文献为他校本，综合运用古籍整理四校法，对全书标点、注释。

1. 对原书进行重新标点。原书繁体竖排，今改为简体横排。原书凡以"右"代指上文者均径改为"上"，以"左"代指下文者均径改为"下"。

2. 注释主要限于疑难生僻字词及典故，字的注音采用直音和汉语拼音结合的方式。

3. 通假字予以保留，于首见时出注并引录书证。

4. 保留了原书中个别药名原貌，不做统一规范；由于训诂的需要，保留了个别繁体字；原书"玄"字为康熙玄烨之避讳字缺笔，今恢复原貌。

5. 凡底本中因写刻致误的错别字及异体字、俗写字等均径改为规范简体字，不再出注。如同—回、佳—佳、搭—搭等。

6. 原书上卷正文前有"云间陈治三农述 三韩张镛元声参 男 栻玑先、师柴羔愚同阅门人 姚廷让子逊、范崧寿民同订"字样，根据项目出版要求，今删去。

7. 由于原书目录过简，本次编辑新目录，便于读者检索。

药理近考小序

　　诊病之脉贵通其神，治病之源务明其药。寒、热、温、凉、平，明其气也；酸、寒、咸、苦、辛，明其味也；燥润缓急，刚柔补泻，疏散攻发，通利收敛，明其性也。然后以人之虚实、老少、男女、强弱，消息其致病之由，穷之以七方、十剂之道，汗、吐、下之法，以临其证。苟有一线之挽者，岂不能直中肯綮①，出幽壑而登春台②，起沉疴而回元气耶！用是，而备《药理近考纂》。

---

　　① 直中肯綮（qìng 庆）：切中要害之义。肯綮，原义指筋肉聚结处，此引申为治疗切中病机。《庄子·养生主》："技经肯綮之未尝，而况大軱乎？"《释文·庄子音义》："肯，《字林》云著骨肉也。綮，司马云犹结处也。"

　　② 春台：典出《老子》第二十章："众人熙熙，如享太牢，如春登台。"本意指春日赏景之台，此指病去体复，重获生机。

目 录

卷 下

卷 上

学者，医理既明，脉法洞悉，尤宜用药切近，庶几治疾有当。自古圣贤，皆参透精微而垂诸典要，以便后世好学之士，从此而得心应手，苟非探颐索隐，焉能遵圣学而起沉疴乎？余故采取群珍，以树宝林之意。公诸同志，毋哂①管窥。

补 法

虚则补之，正气夺则虚。人参、黄芪、白术、甘草，补气药也；归、芍、地黄，补血药也；二门、知、柏、归、地，补阴药也；附子、苁蓉、鹿胶、菟丝，补阳药也。精不足者补之以味，乃天地生成之味，非烹饪调和之味也，如羊肉、黑豆之类。黑瘦人，肠胃时燥，口干渴，发须枯悴，肌②肤不泽，筋骨疼，夜甚，是阴血虚，津液不足，当用润剂，燥药宜禁，四物、二冬、花粉为主；肥白人，行则气促，腠理不密，自汗时出，四肢倦怠，属气虚有湿痰，宜燥剂，忌润剂，必以参、术、芪、草，益气为主。产后气血大亏，大补为主，须分气血。今人

---

① 哂（shěn 审）：微笑，又为讥笑。《正韵·轸韵》："哂，微笑。"《晋书·蔡谟传》："我若为司徒，将为后代所哂，义不敢拜也。"

② 肌：原作"饥"，据《治法汇》卷一"总要"改。

止以四物增减，倘脾胃弱而气不足者，宁不戕^①人？老人亦以补养为主，有外感，补中益气加芎、苏、羌、防等解散，邪去热净而止。内伤饮食，参、术补脾，兼以消导。痰火咳嗽加化痰药，冬月先发散。一切病后、疮痘后有外感及内伤者，悉从此法，助正伐邪，不伤气血，可保无虞。禀赋怯弱人，脉弱无力，年高、产后、胎前，同法。

五虚：脾虚者，心腹饱胀，不能运化饮食，四肢痿弱，怠惰^②嗜卧，九窍不利，面黑痿黄，补中益气增减，以甘补之是也，大忌克伐。心虚者，两寸微洪，善悲怔忡，口干，烦闷不宁，古用泽泻炒盐，以咸补之，不若人参、茯神、柏子仁、菖蒲为佳，补心丹最的。一说虚则补其母，陈皮、生姜。肝虚者，目䀮䀮无所见，耳无所闻，善恐如人将捕之，筋痿不用，阴痿，面青白，脉弦细无力，古方用陈皮、生姜，以苦补之。大抵肝气常有余，肝血常不足，古方补母用熟地黄、黄柏及钱氏地黄丸，是滋阴血也。肺虚者，鼻塞不利，少气自汗，喘咳，面色淡白，毛焦落，久病产后及疮肿出脓后发喘是也，必用人参、麦冬、五味，甘益气，酸补肺也。钱氏补肺阿胶散中有甘草、兜铃^③、糯米，正合此义，第不若生脉散多效尔。

---

① 戕（qiāng 枪）：残害。《说文·戈部》："戕，枪也。它国来弑君曰戕，从戈爿声。"段注引《左传》："凡自虐其君曰弑，自外曰戕。"

② 惰：原作"隋"，据《治法汇》卷一"总要"改。

③ 铃：原作"零"，据《治法汇》卷一"总要"改。

肾有二，水中有火，枯槁秘结，小便淋涩，相火上炎，两尺洪大，梦遗、盗汗、耳鸣，是天乙真水不足，当滋阴六味地黄丸之类；两尺微弱而涩，四肢痿厥，腰膝酸痿，食少及不消化，腰似折，小腹痛，是元阳虚惫，真火微也，人参、枸杞、菟丝、桂、附、鹿茸、鹿胶之类。曰气、曰血、曰精、曰津液，一或不足，当先理脾胃。若脾胃不和，食少不能生化精血，纵加峻补不能成功。昧者，但知四物养血，谓参、术不可用，庸之甚矣。大抵邪之所凑，其气必虚，木必先腐，而后虫生，墙壁坚固，贼自难入。医家若不审脾胃元气精血，妄加克伐涉虚之人，鲜有不致于危者。余家世业医，目击其弊，特为拈出，明哲幸谅之。

泻 法

实则泻之，邪气盛则实。六淫客邪，外感七情，饮食内伤，为痰、为火、为痈、为积。或汗而散，或吐而达，或下而涤，或刺以决之，或灸以劫之，使邪气早退，正气得复，是泻法。不得妄谈也，谨录于下。

《内经》曰：辛甘发散为阳。凡味辛药则散，桂枝、麻黄、干姜、生附，辛热发汗药也，大寒湿客于表者用之；羌、独、芷、朴、苍术、芎、苏，辛温药也，感冒轻者用之；石膏、薄荷、黄芩、升麻、葛根，辛凉药也，内外热盛者用之。

汗 法

薰、蒸、渫、洗、熨、烙、针刺、砭射、导引、按跻①诸解表者，皆汗法也

风寒客于人，使人毫毛毕直，皮肤闭而为热，头痛恶寒，四肢拘急，脉浮而紧，是为表证。宜辛以散之，得汗而解。冬月麻黄汤，他时大羌活汤增减。咳嗽寒包热者同法。湿流关节，身痛脉沉，当取微汗。风湿相搏，一身尽痛，不可大汗。胃虚过食冷物，抑遏阳气于脾土之中，蒸蒸发热，升阳散火汤，火郁发之也。风热拂郁于表，或成疹斑，或生疮疥。一切咽痛齿痛，痛风腿痛，湿痰流注，疮疽初起，四肢拘急，恶寒发热，悉宜取汗，败毒散加减最稳，小儿痘、疹、痧同。中酒，当出汗，古方用葛花解酲②是也。

北人冒寒头痛寒热，用有力人将病者两手极力揉按至手指尖，以针或磁石砭去恶血即愈，即前砭针取汗法也。

伤寒过经热不止，或发汗不彻，用紫苏煎汤，取一大壶，置被中接汗，内服辛凉药即出。

不可汗

左脉微弱，小便淋，不可汗，汗之必便血。诸失血

---

① 跻：《儒门事亲》卷二"汗下吐三法该尽治病诠"作"摩"。
② 酲（chéng 程）：酲酒。《说文·酉部》："酲，病酒也。一日醉而觉。"段注："《字林》始有醒字，云酒解也。"

家，腹中有动气，产后，溃疡，年高，诸病久气虚血虚人，误汗即发喘，或筋惕肉瞤①、手足振掉等危症。咽痛，夺血者无汗，夺汗者无血。疮家不可汗。阴虚，脉细数，遗精，咳嗽，劳瘵②，夏暑时，汗多亡阳。不当汗而汗之，津液枯槁而死。月水三禁，不可汗、吐、下。

吐 法

引涎、漉③涎、取嚏④、追泪⑤，凡上行者，皆吐法也

在上者，因而越之。尺脉有力，强健者，宜吐。食滞中脘，胀闷恶心，头痛身热，有如伤寒，寸口脉滑盛，急以盐汤探吐。

中风，痰涎壅盛，不能言语，不遗尿，脉滑实有力者，稀涎散吐之。

小水不通，痰滞胸膈，不得下降，升柴二陈二术汤，探吐。

气虚秘者，补中益气汤，先服后吐。

妊娠转胞，小水不通，参、芪、术煎服探吐。

---

① 瞤（shùn 舜）：眼皮抽动。《说文·目部》："瞤，目动也。"

② 瘵（zhài 寨）：指痨疾。《说文·疒部》："瘵，劳病也。"段注引《释诂》："瘵，病也。"

③ 漉：原无，据《儒门事亲》卷二"汗下吐三法该尽治病诠"、《本草纲目》卷二"张子和汗吐下三法"补。

④ 取嚏：《儒门事亲》卷二"汗下吐三法该尽治病诠"作"嚏气"。

⑤ 泪：原无，据《儒门事亲》卷二"汗下吐三法该尽治病诠"、《本草纲目》卷二"张子和汗吐下三法"补。

肝气郁结心下，中脘痛闷，脉细结，不下食者，萝卜子煎汤探吐。

湿痰痛风，用杉木煎汤吐。

癫痫，痰涎上潮，小儿惊风，脉滑，人健而实者，三圣散吐之。

伤寒三四日，邪传胸膈，懊侬不得眠，是实烦也。瓜蒂散或栀子豆豉汤吐之。

风痰头痛，百法不应，久之则伤目，瓜蒂散或青黛散搐①鼻吐之。

暴嗽，风涎上涌，咽塞不利，茶调散吐之。

疟久不止，心中胀闷，脉滑实者，四兽饮吐之。

膏粱人多食生鲙②，因而生虫，胀痛发呕，面上白斑，时作时止，藜芦散吐之。

久患胁痛，胸膈不快，噎食不下，独圣散加蝎梢半钱吐之。

筋挛急痛，体厚，湿痰盛者，神应散吐之。

偏枯痰盛，追风散吐之。

头风后有目疾，有半明可救者，防风散吐之。

胸膈满，背痛或臂疼，可用祛风汤吐之，后服乌药散。

疠风、疮癣、恶疮，三圣散吐之，后服苦参丸。

---

① 搐（chù处）：牵动，肌肉抖动。

② 鲙：细切的鱼肉。

一切暴厥、中气、中风，脉沉实滑数有神，不省人事，不遗尿者，用神圣散鼻内灌之，吐出涎立醒。

破伤风，牙关紧急，角弓反张，亦用神圣散吐之。

豆豉、栀子、芽茶、苦参、芩、连、瓜蒂，吐胸中之热痰；矾盐酸咸，吐膈上之顽痰；轻粉、郁金、桔梗，吐胸中之郁结痰；乌头尖、附子尖，吐胸中之寒痰；皂角、蝎梢，吐胸中之风痰。

丹溪取吐法：先以布搭膊勒肚腹，于不通风处行之。探吐，将鹅翎桐油浸二三日，却以皂角洗净，晒干待用。逆流水和药取吐佳。凡药升上者皆可吐，如防风、桔梗、芽茶、山栀、川芎、萝卜子，以姜汁、醋少许，瓜蒂散少许，入齑①汁，温服，以鹅翎于喉中探，即吐。

吐食积痰，用萝卜子五合，油炒，擂入浆水，滤汁，入桐油、白蜜少许，旋旋半温，服下，以鹅翎探。

虾汁引涎法：见中风门。肥人湿痰盛，益气散齑汁调吐。

子和稀涎散②

猪牙皂角不蛀者，去皮弦，一两　　绿矾五钱　　藜芦半两

---

① 齑（jī）：辛辣之物。《周礼·天官》醯人注："凡醯酱所和，细切为齑。一曰捣辛物为之。辛物，姜蒜之类。又碎也，和也，乱也，制也。亦作齑。"

② 子和稀涎散：指张子和《儒门事亲》卷十二"膈实中满痰厥"证治方。

上为细末，每服半钱或一二钱，斡①开口，浆水调灌之。

吐药：桔梗芦、人参芦虚人用此、艾叶、末茶、瓜蒂、附子尖、藜芦、砒。

此数味皆自吐，不用探法。

三圣散

防风二两　瓜蒂拣净，炒微黄，三两　藜芦一两

上为粗末，每服约半两。以虀汁三茶盏，煎三五沸，去虀汁。次入水一盏，煎三沸，将虀二盏同一处熬二沸，去渣，澄清放温服，以吐为度。

丹溪方

用郁金半两　藜芦一钱　苦参一钱

上为末，虀汁调吐。如吐不止，嚼丁香一粒，即止。又不止，葱白汤呷之。

仲景瓜蒂散

凡用瓜蒂良久涎未出者，含砂糖一块，下咽即引涎吐出。瓜蒂即甜瓜蒂也。用近皮半寸许，暴②干用。一法：每用一二钱，加腻粉一钱，水调之，吐风痰佳。

二仙散

瓜蒂　好茶各等分

---

① 斡：原作"斡"，据《儒门事亲》卷十二"稀涎散"改。
② 暴：晒也。《小尔雅》："暴，曝也。"

上为细末，每服二钱，虀汁调下，空心用之。

吐剂用瓜蒂等药不透者，必用热药攻之。后方。

碧霞丹

石绿细研，飞，十两　附子尖　川乌尖　蝎梢各七十个

上为末，入石绿和匀，糊丸，鸡头大。每服，薄荷汁半盏下一丸，再用半盏，须臾大吐。

独圣散

用砒不以多少，研细。每服一钱，以新汲水调下。

经验吐哮痰方

用砒一钱，面二两，清水和，捏饼，香油煎黄，为末，用一钱，江茶末三钱，调匀，五更井水下。如不吐，可添半钱，次日服。

凡服吐药不吐，以虀汁投之。不动，续续投之，无不吐者。吐后昏愦，切勿惊疑。如头眩难忍，饮童便或自便，或凉水一口，佳。

凡服草木、藜芦、瓜蒂等吐不止者，饮麝香汤即止。葱白汤止藜芦吐。石药吐不止，甘草贯众汤止之。服砒不止，地浆水解之，冷绿豆汤、新汲水，俱佳。

不可吐

尺中脉微弱，两寸不滑，胸膈不闷，不可吐。脾胃素虚，面色痿黄，右寸大而无力，不可吐。中气虚而痞胀，不能运化，不可认为实，误吐，祸不旋踵。大都邪在上

焦，痰涎积滞中脘，阻碍升降，脉实有神者，非吐不可。若吐而不吐，是养病以防身也，涉虚者禁之。

吐后，惟忌饱食、酸咸、硬物、干物、油腻之物。吐后心火既降，阴道必强，大禁房事、悲忧，病人既不自责，必归罪于吐法也。不可吐者有八：性刚暴好怒，喜淫者；病势已危，老弱气衰者；吐不止者；阳败血虚者；吐血、咯血、衄血、嗽血、崩血、浊血者；病人粗知医书，不辨邪正者；病人无正性，反复不定者；左右多嘈杂之言者。皆不可吐，吐则转生他病，反起谤端。虽恳切求之，不可强从也。

下

催生、下乳、磨积、逐水、破经、泄气，凡下行者皆下法也

《内经》曰：中满者，泻之于内；又曰：土郁夺之。谓下之，令其疏泄也。积滞痰饮，郁于肠胃，流于四肢，为痛为肿，为痞为块。便溺阻塞，气血凝滞，须下，以通其塞。惟脉滑弦数有力，症兼胀痛，不得已而行乃可。须审轻重、虚实、寒热，若一概妄治，是杀人，速于刅①尔。

下热实

伤寒表邪传里，肠胃燥结，三焦俱伤，腹中痞满，大

---

① 刅（chuàng 创）：两刃刀。《说文·刀部》："刅，伤也。从刃从一。创，或从刀仓声。"段注："凡刀创及创痏字，皆作此。"

肠燥实，七八日不大便，绕脐硬痛，外见口干舌燥，舌上边黄中黑，脉沉数有力，为里证，即大实结胸，大承气汤主之。

邪在上焦，则为痞实，小承气汤。

邪在中焦，则有燥口干燥也、实腹中满、坚按之硬痛三症，调胃承气汤主之。

邪热结于血分，其血必结，在男子则为下血谵语，小腹硬痛，小水自利，桃仁承气汤主之。

女人则经水适来适断，日晡①如狂，小柴胡加芎、归、桃仁泥，消导滞血，忌汗下。表热未静，里证又急谓舌干口燥硬痛也，不得不下，大柴胡汤通表里而缓治之。

虚结年高，病久、产后，切忌大下。内伤元气不足，有食停滞，当补泻兼施，补中益气加大黄润之。

血少，肠胃干燥，多日不大便，左脉涩小，口干者，导滞通幽汤倍麻仁，甚者加熟大黄。或间服润肠丸，妙。

下寒实结

寒痰郁于中脘，或过食寒凉，肉食糍粽，心下硬痛，手不可近，必用巴豆丸或备急丸通之。斩关夺门之将，不可不用也。伤寒寒实结胸，仲景三物白散，用贝母、桔梗、巴豆。

---

① 晡：即申时，为午后三点至五点。《玉篇·日部》："晡，申时也。"

下水结

伤寒饮水过多，水停心下，或脾中湿痰郁而为水，胀满喘肿，面浮，脉实数有力者，十枣汤泻之。

中满腹胀，喘嗽淋闭，积饮拂郁，不得宣通，二便阻塞，脉弦数有力，及肢体肿痛，走注，舟车神佑丸最捷。中病即止，不必尽剂也。

湿痰伏于肌肉，为肿为痛，津液不得宣通，二便秘结，大圣浚川散主之。

下积痰

食积痰饮，胶固于肠胃，为痛为痞，吞酸满闷，阻碍升降，脉滑实弦数有力者，木香槟榔丸下之。肠胃秘而不通，津液不能流布也，神芎丸下之。

下虫积

心腹筑痛，唇红能食，面上白斑，或偏嗜一物，生米、烧酒之类，是虫积，万应丸下之。

大抵下法，止可施于初起，胃气未伤，元气尚壮，脉实有力之人。稍虚者，即当扶助正气，消息推荡之，所谓养正积自除也，慎勿猛浪①，戕人天年。

木香槟榔丸：流湿润燥，推陈致新，兼下食积。

---

① 猛浪：鲁莽。《疡医大全·内痈部》卷二十一"痞积癥瘕门主论"作"孟浪"。

木香　槟榔　青皮　广茂①　枳壳　黄连各五钱　黄柏一两　大黄一两半　黑牵牛

水丸，量轻重分两。

神芎导水丸：导湿热，通肠胃。大便不实者忌之。

黄芩　黄连半两　大黄二两　川芎半两　黑牵牛四两，头末　滑石四两　薄荷五钱

舟车神佑丸：泄水湿痰饮。

甘遂一两，醋炒　大戟一两，醋炒　芫花一两，醋炒　大黄二两　轻粉一钱　青皮　陈皮　木香　槟榔各半两

用水丸。

不可下

下多亡阴。不当下而下之，令人开肠洞泄，便溺不禁而死。年高产乳，表邪未净，亡血家，溃疡，动气，恶心，宿滞未熟。

五脏泻法

五志过极，五味过伤，则火动而偏胜，宜分经泻之。

大怒则火起于肝。肝盛则梦山林树木，两胁痛引少腹，脉弦数。古方泻青丸为对症药，或柴胡醋炒、青皮、栀子、龙胆草煎服，佳。甚者，当归龙荟丸。肝家湿热盛

---

① 广茂：原作"广茂"，中药无此名，《儒门事亲》卷十二作"莪术"，莪术又称莪茂，产于广西者称广茂，故"茂"当为"茂"之误，据改。

者，龙胆泻肝汤，以酸泻之白芍药。

多喜则心实，胸中痛，胁满，笑不休，口舌干燥，狂乱不眠，梦见丘山烟火。古方以甘泻之，用甘草。如无他症，钱氏方中重则泻心汤，轻则导赤散。

思虑不节，厚味不谨，则脾盛。脾盛则梦歌乐，身重不举，痞塞，气不利。古方以枳实泻之，或钱氏泻黄散。实者泻其子，用桑皮泻肺。

积热痰涎客于肺，则肺盛。肺盛则梦哭，喘咳，右胁胀痛。古方桑白皮泻之，或泻白散。实则泻其子，用泽泻。

五脏，惟肾无泻法，以肾常不足也。古方泽泻泻肾，是引下焦浊火从小便泄去，非泻肾也，不可不知。

泻青丸

龙胆草酒炒　羌活　防风　栀子　川芎　当归　大黄酒炒，各等分

上为细末，蜜丸，鸡头大。每服一丸，竹叶、砂糖汤下。海藏云：东垣先生治瘈后风热毒攻目，翳膜遮睛，用此泻之，大效。

泻心汤

黄连一味，为细末，每服二分至五分，甚者一钱。临睡温水下。

导赤散

引火从小肠出也。

生地、甘草梢、木通各等分，为末。每服三钱，竹叶汤煎服。

泻黄散

海藏云：此剂泻脾热。

藿香七钱　山栀子一两　石膏半两　甘草二两　防风四两

上锉，蜜、酒微炒香，为细末。每服二钱，水煎清汁服。

泻白散

桑白皮一两，炒黄　地骨皮一两　甘草半两，炒

上为细末，每服二钱，水一盏，入粳米百粒同煎，食后服。易老加黄连。海藏云：肺热骨蒸宜此。余意骨蒸多属阴虚，若肺风热伏郁，固宜泻之。肺火盛，须枯芩、栀子。骨蒸，肺家气盛者乃可用。

正治从治

治寒以热，治热以寒，此正治也。热病而反用热攻，寒病而反用凉剂，乃从治也。且声不同不相应，气不同不相合。大寒大热之病，必能与异气相拒。善治者，乃反其佐，以同其气，复令寒热参合，使其始同终异也。如热在下，而上有寒邪拒格，则寒药中入热药为佐。《内经》①

---

① 内经：以下内容当引自《素问·至真要大论》王冰注。王注曰："若调寒热逆，冷热必行，则热物冷服，下嗌之后，冷体既消，热性便发。"

曰：若调寒热之逆，冷热必刑[①]，则热药冷服，下膈之后，冷体既消，热性随发。寒在上，而上有浮火拒格，则热药中入寒药为佐，下膈之后，热气既散，寒性随发。情且不违，而致大益，病气随愈，呕烦皆除。正《内经》所谓寒因热用，热因寒用，必伏其所主，而先其所因，其始则同，其终则异之义。如伏寒在胃，呕吐不纳，是虚火泛上，古方用炮姜理中汤，水浸冷服。又如伤寒少阴证，泻不止，厥逆无脉，干呕烦闷，不内药，白通汤加猪胆汁之类是也。先贤譬之，人间之火，可以湿伏，可以水灭，病之小者似之。大者则若龙雷之火，逢湿则焰，见水益燔，太阳一照，火即寻灭，亦此理也。

五脏五味补泻

肝：苦急，急食甘以缓之。玉茎中痛，用甘草梢是缓之也。欲散，急食辛以散之，以酸泻之赤芍药，以辛补之细辛。实者泻其子甘草，虚则补其母地黄、黄柏。

心：苦缓，急食酸以收之五味子。欲软，急食咸以软之芒硝，以甘泻之甘草、参、芪，以咸补之泽泻。实则泻其子甘草，虚则补其母生姜。

脾：苦湿，急食苦以燥之白术。欲缓，急食甘以缓之炙甘草，以苦泻之黄连，以甘补之人参。实则泻其子桑白皮，

---

① 必刑：《素问·至真要大论》王冰注作"必行"。

虚则补其母炒盐。

肺：苦气上逆，急食苦以泄之诃子。欲收，急食酸以收之白芍药，以辛泻之桑白皮，以酸补之五味子。实则泻其子泽泻，虚则补其母五味子。

肾：苦燥，急食辛以润之黄柏、知母。欲坚，急食苦以坚之知母，以咸泻之泽泻，以苦补之黄柏。实则泻其子白芍药，虚则补其母五味子。

张元素曰：凡药之五味，随五脏所入而为补泻，亦不过因其性而调之。酸入肝，苦入心，甘入脾，辛入肺，咸入肾。辛散、酸收、苦燥、甘缓、咸软、淡渗，五味之本性，一定而不可变者。其或补或泻，则因五脏四时而迭相施用者也。温、凉、寒、热，四气之本性也。其于五脏补泻，亦迭相施用也。此特洁古因《素问》饮食补泻之义，举数药以为例尔，学者宜因意而究之。

引经报使

手少阴心黄连、细辛，手太阳小肠藁本、黄柏，足少阴肾独活、肉桂、知母、细辛，足太阳膀胱羌活，手太阴肺桔梗、升麻、葱白、白芷，手阳明大肠白芷、升麻、石膏，足太阴脾升麻、苍术、葛根、白芍，足阳明胃白芷、升麻、石膏、葛根，手厥阴心主柴胡、牡丹皮，足少阳胆柴胡、青皮，足厥阴肝青皮、吴茱萸、川芎、柴胡，手少阳三焦连翘、柴胡，上地骨皮，中青皮，下附子。

脏腑标本虚实用药式

肝

藏血，属木。胆火寄于中，主血，主目，主筋，主呼，主怒。

本病：诸风眩晕，僵仆强直，惊痫，两胁肿痛，胸胁满痛，呕血，小腹疝痛痃瘕，女人经病。

标病：寒热疟，头痛吐涎，目赤面青，多怒，耳闭颊肿，筋挛卵缩，丈夫癞疝，女人少腹肿痛阴病。

有余泻之

泻子：甘草

行气：香附　芎劳　瞿麦　牵牛　青橘皮

行血：红花①　鳖甲　桃仁　莪术　京三棱　穿山甲　大黄　水蛭　虻虫　苏木　牡丹皮

镇惊：雄黄　金箔　铁落　珍珠　代赭石　夜明砂　胡粉　银箔　铅丹　龙骨　石决明

搜风：羌活　荆芥　薄荷　槐子　蔓荆子　白花蛇　独活　防风　皂荚　乌头　白附子　僵蚕　蝉蜕

不足补之

补母：枸杞　杜仲　狗脊　苦参　熟地黄　菟丝子　萆薢　阿胶

---

①　红花：原作"花红"，据《治法汇》卷一"总要"乙转。

补血：当归　牛膝　续断　血竭　白芍药　没药
芎䓖

补气：天麻　白术　菊①花　细辛　密蒙花　柏子仁
决明　生姜　谷精草

本热寒之

泻木：芍药　乌梅②　泽泻

泻火：黄连　黄芩③　苦茶　猪胆　龙胆

攻里：大黄

标热发之

和解：柴胡　半夏

解肌：桂枝　麻黄

心

藏神，为君火。包络，为相火，代君行令。主血，主
言，主汗，主笑。

本病：诸热瞀瘈，惊惑，谵妄，烦乱，啼笑骂，怔忡
健忘，自汗，诸痒疮疡④。

标病：肌热，畏寒战栗，舌不能言，面赤目黄，手心

---

① 菊：原作"葱"，据《本草纲目》序例卷一"脏腑虚实标本用药
式"改。

② 梅：原作"药"，据《本草纲目》序例卷一"脏腑虚实标本用药
式"改。

③ 芩：原作"岑"，据《治法汇》卷一"总要"改。以下"黄芩"
同此。

④ 诸痒疮疡：《治法汇》卷一同。《素问·至真要大论》作"诸痛痒
疮"，《本草纲目》序例卷一"脏腑虚实标本用药式"作"诸痛痒疮疡"。

烦热，胸胁满痛，引腰背、肩胛、肘臂。

火实泻之

泻子：黄连　大黄

气：甘草　人参　木通　黄柏　赤茯苓

血：丹参　牡丹　生地　玄参

镇惊：朱砂　牛黄　紫石英

神虚补之

补母：细辛　乌梅　生姜　陈皮　酸枣仁

气：桂心　泽泻　茯神　远志　白茯苓　石菖蒲

血：当归　乳香　熟地　没药

本热寒之

泻火：黄芩　竹叶　芒硝　炒盐　麦门冬

凉血：地黄　栀子　天竺黄

标热发之

散火：甘草　独活　麻黄　柴胡　龙脑

脾

藏智，属土，为万物之母。主营卫，主味，主肌肉，主四肢。

本病：诸湿肿胀，痞满噫气，大小便闭，黄疸痰饮，吐泻霍乱，心腹痛，饮食不化。

标病：身体胕肿，重困嗜卧，四肢不举，舌本强痛，足大趾不用，九窍不通，诸痉项强。

土实泻之

泻子：诃子　防风　葶苈　桑白皮

吐：豆豉　栀子　常山　瓜蒂　萝卜子　郁金　蘆汁
藜汁　苦参　赤小豆　盐汤　苦茶

下：大黄　芒硝　大戟　甘遂　青礞石　续随子　芫花

土①虚补之

补母：桂心　茯苓

气：人参　黄芪　升麻　葛根　甘草　陈橘皮　藿香
葳蕤　缩砂　木香②　扁豆

血：白术　苍术　白芍　胶饴　大枣　干姜　木瓜
乌梅　蜂蜜

本湿除之

燥中宫：白术　苍术　橘皮　吴茱萸　半夏　南星
芥子　草豆蔻

洁净府：木通　猪苓　藿香　赤茯苓

标湿渗之

开鬼门：葛根　苍术　麻黄　独活

肺

藏魄，属金，总摄一身元气。主闻，主哭，主皮毛。

本病：诸气膹郁，诸痿喘呕，气短，咳嗽上逆，咳吐

---

①　土：原作"上"，据《本草纲目》序例卷一"脏腑虚实标本用药
式"改。

②　香：原无，据《治法汇》卷一"总要"补。

脓血，不得卧，小便数而欠，遗失不禁。

标病：洒淅寒热，伤风自汗，肩背痛冷，臑臂前廉病。

气实泻之

泻子：泽泻　葶苈　桑白皮　地骨皮

除湿：半夏　白矾　白茯苓　薏苡仁　木瓜　橘皮

泻火：糯米　石膏　寒水石　知母　诃子

通滞：枳壳　薄荷　干生姜　木香　厚朴　杏仁　皂荚　紫苏梗　桔梗

气虚补之

补母：甘草　人参　升麻　黄芪　山药

润燥：蛤蚧　阿胶　贝母　百合　麦门冬　天花粉　天门冬

敛肺：乌梅　粟壳　芍药　倍子　五味子

本热清之

清金：黄芩　知母　栀子　沙参　麦门冬　天门冬　紫菀

本寒温之

温肺：丁香　藿香　款冬花　白豆蔻　檀香　益智　缩砂　糯米　百部

标宜①散之

解表：麻黄　葱白　紫苏

---

① 宜：《本草汇》卷一同。《本草纲目》序例卷一"脏腑虚实标本用药式"作"寒"。

肾

藏志，属水，为天一之源。主听，主骨，主二阴。

本病：诸寒厥逆，骨痿腰痛，腰冷如冰，足肿胻寒，少腹满急，疝瘕，大便闭泄，吐利秽，水液澄澈清冷不禁，消渴引饮。

标病：发热不恶热，头眩头痛，咽痛舌燥，脊股后廉痛。

水强泻之

泻子：大戟　牵牛

泻腑：泽泻　猪苓　防己①　车前子　茯苓

水弱补之

补母；人参　山药

气：知母　玄参　砂仁　补骨脂　苦参

血：黄柏　枸杞　锁阳　肉苁蓉　阿胶　山茱萸　五味子

本热攻之

下：伤寒少阴证，口燥咽干，大承气汤。

本寒温之

温里：附子　干姜　官桂　蜀椒　白术

标寒解之

解表：独活　桂枝　麻黄　细辛

---

①　己：原作"风"，据《本草纲目》序例卷一"脏腑虚实标本用药式"改。

标热凉之

清热：玄参　连翘　甘草　猪肤

命门

为相火之源，天地之始，藏精生血。降则为漏，升则为铅。主三焦元气。

本病：前后癃闭，气逆里急，疝痛奔豚，消渴膏淋，精漏精寒，赤白浊，溺血，崩中带漏。

火强泻之

泻相火：黄柏　知母　茯苓　玄参　牡丹皮　地骨皮　生地黄　寒水石

火弱补之

益阳：附子　肉桂　益智子　沉香　硫黄　破故纸　天雄　川乌头　乌药　胡桃　阳起石　丹砂　舶茴香　当归　蛤蚧　巴戟天　覆盆子

精脱固之

涩滑：牡蛎　芡①实　金樱子　远志　山茱萸　蛤粉　五味子

三焦

为相火之用，分部命门元气。主升降出入，游行天地之间，总领五脏六腑、营卫经络、内外、上下、左右之

---

① 芡：原作"茨"，据《治法汇》卷一"总要"改。

气，号中清之府。上主纳，中主化，下主出。

本病：诸热瞀瘛，暴病、暴死、暴瘖①，躁扰狂越，谵妄惊骇，诸血溢血泄，诸气逆冲上，诸疮疡痘疹瘤核。

上热：则喘满，诸呕吐酸，胸痞胁痛，食饮不消，头上出汗。

中热：则善饥而瘦，解㑊中满，诸胀腹大，诸病有声，鼓之如鼓，上下关格不通，霍乱吐利。

下热：则暴注下迫，水液浑浊，下部肿满，小便淋漓或不通，大便闭结下痢。

上寒：则吐饮食痰水，胸痹，前后引痛，食已还出。

中寒：则饮食不化，寒胀，反胃吐水，湿泻不渴。

下寒：则二便不禁，脐腹冷，疝痛。

标病：恶寒战栗，如丧神守，耳鸣耳聋，嗌②肿喉痹，诸病胕肿，疼酸惊骇，手小指、次指不用。

实火泻之

汗：麻黄　柴胡　葛根　荆芥　升麻　薄荷　羌活石膏

吐：瓜蒂　沧盐　齑汁

下：大黄　芒硝

---

① 瘖（yīn 音）：同"喑"字。《释名·释疾病》："瘖，奄然无声也。"《说文·疒部》："瘖，不能言也。"

② 嗌（yì 义）：咽喉。《说文·口部》"嗌，咽也。"《玉篇·口部》："咽，喉也。"《释名·释形体》"咽，又谓之嗌，气所流通，厄要之处也。"

虚火补之

上：人参　天雄　桂心

中：人参　黄芪　丁香　木香　草果

下：附子　桂心　硫黄　人参　沉香　乌药　破故纸

本热寒之

上：黄芩　连翘　栀子　知母　玄参　石膏　生地黄

中：黄连　连翘　生芐①　石膏

下：黄柏　知母　生芐　石膏　地骨皮　牡丹皮

标热散之

解表：柴胡　细辛　荆芥　羌活　葛根　石膏

胆

属木，为少阳相火，发生万物，为决断之官，十二脏之主主同肝②。

本病：口苦，呕苦汁，善太息，澹澹如人将捕之状，目昏不眠。

标病：寒热往来，痁疟③，胸胁痛，头额痛，耳痛鸣聋，瘰疬，结核，马刀④，足小指、次指不用。

---

① 芐（hù沪）：地黄之别名。《尔雅·释草》："芐，地黄。"

② 主同肝：原作正文大字，据《本草纲目》序例卷一"脏腑虚实标本用药式"改作注文。

③ 痁（shān山）疟：疟疾别称。

④ 马刀：外科瘰疬病名之一。《灵枢·经脉》："胆足少阳之脉，是骨所生病者，缺盆中肿痛，腋下肿，马刀侠瘿。"

实火泻之

泻胆：龙胆　牛胆　猪胆　生蕤仁　生酸枣仁　黄连
苦茶

虚火补之

温胆：人参　细辛　半夏　炒蕤仁　当归　酸枣仁炒
地黄

本热平之

降火：黄芩　黄连　芍药　连翘　甘草

镇惊：黑铅　水银

标热和之

和解：柴胡　芍药　黄芩　半夏　甘草

胃

属土，主容受，为水谷之海主①同脾。

本病：噎膈反胃，中满肿胀，吐呕泻利，霍乱腹
痛，消中善饥，不消食，伤饮食，胃管当心痛，支
两胁。

标病：发热蒸蒸，身前热，身前寒，发狂谵语，咽
痹，上齿痛，口眼歪斜，鼻痛，衄衃赤龋。

胃实泻之

湿热：大黄　芒硝

---

① 主：原作"土"，据《本草纲目》序例卷一"脏腑虚实标本用药
式"、《治法汇》卷一"总要"改。

饮食：巴豆　神曲　山楂　阿魏　硇砂　郁金　三棱　轻粉

胃虚补之

湿热：苍术　白术　半夏　茯苓　橘皮　生姜

寒湿：干姜　附子　草果　官桂　丁香　肉豆蔻　人参　黄芪

本热寒之

降火：石膏　地黄　犀角　黄连

标热解之

解肌：升麻　葛根　豆豉

大肠

属金，主变化，为传送之官。

本病：大便闭结，泄痢下血，里急后重，疽痔脱肛，肠鸣而痛。

标病：齿痛喉痹，颈肿口干，咽中如核，鼽衄目黄，手大指、次指痛，宿食发热寒栗。

肠实泻之

热：大黄　芒硝　桃花　牵牛　巴豆　石膏　郁李仁

气：枳壳　木香　橘皮　槟榔

肠虚补之

气：皂荚

燥：桃仁　麻仁①　杏仁　地黄　乳香　松子　当归
肉苁蓉

湿：白术　半夏　硫黄　苍术

陷：升麻　葛根

脱：龙骨　白垩　诃子　粟壳　乌梅　白矾　赤石脂
禹余粮　石榴皮

本热寒之

清热：秦艽　槐角　地黄　黄芩

本寒温之

温里：干姜　附子　肉豆蔻

标热散之

解肌：石膏　白芷　升麻　葛根

小肠

主分泌水谷，为受盛之官。

本病：大便水谷不利，小便短，小便闭，小便血，小
便自利，大便后血，小肠气痛，宿食夜热旦止。

标病：身热恶寒，嗌痛颌肿，口糜耳聋。

实热泻之

气：木通　猪苓　滑石　瞿麦　泽泻　灯草

血：地黄　蒲黄　赤茯　栀子　丹皮

---

① 仁：原作"黄"，据《本草纲目》序例卷一"脏腑虚实标本用药
式"改。

虚寒补之

气：白术　楝实　茴香　砂仁　神曲　扁豆

血：桂心　玄胡索

本热寒之

降火：黄柏　黄芩　黄连　连翘　栀子

标热散之

解肌：藁本　羌活　防风　蔓荆子

膀胱

主津液，为胞之府，气化乃能出，号州都之官，诸病皆干之。

本病：小便淋沥，或短数，或黄赤，或白，或遗失，或气痛。

标病：发热恶寒，头痛，腰脊强，鼻窒，足小指不用。

实热泻之

泄火：滑石　猪苓　泽泻　茯苓

下虚补之

热：黄柏　知母

寒：桔梗　升麻　益智　乌药　山茱萸

本热利之

降火：地黄　栀子　茵陈　牡丹皮　黄柏　地骨皮

标寒发之

发表：麻黄　桂枝　羌活　苍术　防己　黄芪　木贼

卷　下

七　方

　　岐伯曰：气有多少，形有盛衰，治有缓急，方有大小。又曰：病有远近，证有中外，治有轻重。近者奇之，远者偶之；汗不以奇，下不以偶。补上治上制以缓，补下治下制以急。近而奇偶，制小其服；远而奇偶，制大其服。大则数少，小则数多；多则九之，少则二①之。奇之不去则偶之，偶之不去则反佐以取②之，所谓寒热温凉，反从其病也。王冰曰：脏位有高下，腑气有远近，病证有表里，用药有轻重。单方为奇，复方为偶。心肺为近，肾肝为远，脾胃居中，肠膈胞胆，亦有远近。识见高远，权以合宜。方奇而分两③偶，方偶而分两奇。近而偶④制，多数服之；远而奇⑤制，少数服之。则肺服九，心服七，脾服五，肝服三，肾服一，为常制也。方与其重也，宁轻；

---

　　① 二：原作"一"，据《素问·至真要大论》改。

　　② 取：原作"从"，据《素问·至真要大论》改。

　　③ 两：原作"量"，据《本草纲目》序例卷一"七方"改。下同。

　　④ 偶：此上衍"奇"字，据《素问·至真要大论》王冰注、《本草纲目》序例卷一"七方"删。

　　⑤ 奇：此下衍"偶"字，据《素问·至真要大论》王冰注、《本草纲目》序例卷一"七方"删。

与其毒也，宁善；与其大也，宁小。是以奇方不去，偶方主之；偶方不去，则反佐以同病之气而取之。如口疮服凉药不效，反噙官桂，服理中汤之类是也。完素曰：流变在乎病，主病在乎方，制方在乎人。方有大、小、缓、急、奇、偶、复也。制方之体，本于①气味。寒、热、温、凉，四气生于天；酸、苦、辛、咸、甘、淡，六味成于地。是有形为味，无形为气。气为阳，味为阴。辛甘发散为阳，酸苦涌泄为阴；咸味涌泄为阴，淡味渗泄为阳。或收或散，或缓或急，或燥或润，或软或坚，各随脏腑之证，而施药之品味，乃分七方之制也，故奇、偶、复三方也，大、小、缓、急者四制之法也。故曰：治有缓急，方有大小。

大方

岐伯曰：君一、臣二、佐九，制之大也。君一、臣三、佐五，制之中也。君一、臣二、佐三，制之小也。又曰：远而奇偶，制大其服；近而奇偶，制小其服。大则数少，小则数多。多则九之，少则二之。完素曰：身表为远，里为近。大小者，制奇偶之法也。假如小承气汤、调胃承气汤，奇之小方也；大承气汤、抵当汤，奇之大方也，因其攻里而用之也。桂枝、麻黄，偶之小方也；葛根、青龙，偶之大方也，因其发表而用之也。故曰：汗不

---

① 于：原作"乎"，据《本草纲目》序例卷一"七方"改。

以奇，下不以偶。张从正：大方有二：有君一、臣三①、佐九之大方，病有兼症而邪不一，不可以一二②味治者宜之；有分两大而顿服之大方，肝肾及下部之病道远者宜之。王太仆以心肺为近，肾肝为远，脾胃为中；刘河间以身表为远，身里为近。以予观之：身半以上，其气上，天之分也；身半以下，其气下，地之分也；中脘，人之分也。

小方

从正曰：小方有二：有君一、臣二之小方，病无兼症，邪气专一，可以一二味治者宜之；有分两少而频③服之小方，心肺及在上之病者宜之，徐徐细呷是也。完素曰：肝肾位远，数多则气缓，且牵制不能速达于下，必大剂而数少，取其迅急下走也；心肺位近，数少④则气急下走，不能升发于上，必小剂而数多，取其易散而上行也。王氏所谓肺服九、心服七、脾服五、肝服三、肾服一⑤，乃五脏生成之数也。

缓方

岐伯曰：补上治上制以缓，补下治下制以急。急则气

① 三：原作"二"，据《儒门事亲》卷一"七方十剂绳墨订"改。
② 一二：原作"三"，据《儒门事亲》卷一"七方十剂绳墨订"改。
③ 频：原作"顿"，据《儒门事亲》卷一"七方十剂绳墨订"改。
④ 少：原作"多"，据《儒门事亲》卷一"七方十剂绳墨订"改。
⑤ 肾服一：原无，据《本草纲目》序例卷一"七方"补。

味厚，缓则气味薄。适其至所，此之谓也①。病所远而中道气味之者，食而过之，无越其制度也。王冰曰：假如病在肾而心气不足，服药宜急过之，不以气味饲心，肾药凌心，心复益衰矣。余上下远近例同。完素曰：圣人治上不犯下，治下不犯上，治中上下俱无犯。故曰：诛伐无过，命曰大惑。好古曰：治上必妨下，治表必连里。用黄芩以治肺，必妨脾；用苁蓉以治肾，必妨心；服干姜以治中，必僭②上；服附子以补火，必涸水。从正曰：缓方有五：有甘以缓之之方，甘草、糖、蜜之属是也，病在胸膈，取其留恋也；有丸以缓之之方，比之汤散，其行迟慢也；有品味件多之缓方，药众则递相拘制，不得各骋其性也；有无毒治病之缓方，无毒则性纯功缓也；有气味俱薄之缓方，气味薄则长于补上治上，比至其下，药力已衰矣。

急方

完素曰：味厚者为阴，味薄为阴中之阳，故味厚则下泄，味薄则通气；气③厚者为阳，气薄为阳中之阴；故气厚则发热，气薄发泄是也。好古曰：治主宜缓，缓则治其本也；治客宜急，急则治其标也。表里汗下，皆有所当缓、有所当急。从正曰：急方有四：有急病急攻之急方，

---

① 至所此之谓也：此六字，原无，据《素问·至真要大论》补。

② 僭（jiàn荐）：喻下犯上。指超越本分冒用尊者的仪制或宫室、器物等。

③ 气：原作“味”，据《素问·阴阳应象大论》改。

中风关格之病是也；有汤散荡涤之急方，下咽①易散而行速也；有毒药之急方，毒性能上涌下泄以夺病势也；有气味俱厚之急方，气味俱厚，直趋于下而力不衰也。

奇方

王冰曰：单方也。从正曰：奇方有二：有独用一物之奇方，病在上而近者宜之；有药合阳数一、三、五、七、九之奇方，宜下不宜汗。完素曰：假如小承气汤，奇之小方也，大承气、抵当汤，奇之大方也，所谓因其攻下而为之也。桂枝、麻黄，偶之小方也，葛根、青龙，偶之大方也，所谓因其发散而用之也。

偶方

偶方有三：有两味相配之偶方；有古方相合之偶方，古谓复方，病在下而远者宜之；有药合阴数二、四、六、八、十之偶方，宜汗不宜下。王太仆言：汗药不以偶，则阳气不足以外发；下不以奇，则药毒攻而致过。意者下本易行，故单则力孤而微，汗或难出，故并行则力齐而大乎？而仲景制方，桂枝汗药，反以五味为奇，大承气汤下药，反以四味为偶，岂临事制宜，复有增损乎？

复方

奇之不去则偶方，是谓重方。好古曰：奇之不去复以

---

① 咽：原作"因"，据《本草纲目》序例卷一"七方"改。

偶，偶之不去复以奇，故曰复。复者，再也，重也。所谓十补一泻，数泻一补也。又伤寒见风脉，伤风见寒脉①，为脉证不相应，宜以复方主之。从正曰：复方有三：有二方或三方，或数方相合之复方，如桂枝二越婢②一汤、五积散之属是也；有本方之外别加余药，如调胃承气加连翘、薄荷、黄芩、栀子为凉膈散之类③是也；有分两均齐之复方，如胃风汤各等分之属是也。王太仆以偶为复方，今七方④有偶又有复，岂非偶乃二方相合，复乃数方相合之谓乎？

十 剂

徐之才曰：药有宣、通、补、泄、轻、重、涩、滑、燥、湿十种，是用药之大体，而《本经》不言，后人未述。凡用药者，审而详之，则靡所遗失矣。

宣剂

之才曰：宣可去壅，生姜、橘皮之类也。杲曰：外感六淫之邪，欲传入里，三阴实而不受，逆于胸中，天分气

---

① 见寒脉……皆宣剂也：原本脱二页（六百六十二字），据《四库全书存目丛书》《中国本草全书》本补。

② 婢：原作"疑"，据《儒门事亲》卷一"七方十剂绳墨订"改。

③ 类：《儒门事亲》卷一"七方十剂绳墨订"、《本草纲目》序例卷一"七方"作"属"。

④ 方：原作"中"，据《儒门事亲》卷一"七方十剂绳墨订"、《本草纲目》序例卷一"七方"改。

分窒塞不通，而或哕或呕，所谓壅也。三阴者，脾也。故必破气药，如姜、橘、藿、枳①、半夏之类，泻其壅塞。从正曰：俚人以宣为泻，又以宣为通，不知②十剂之中已有泻与通矣。仲景曰：春病在头，大法宜吐，是宣剂即涌剂也。经曰高者因而越之，木郁达之。宣者升而上也，以君召臣曰宣是矣。凡风痫中风，胸中诸实，痰饮寒结，胸中热郁，上而不下，久则咳喘满胀，水肿之病生焉，非宣剂莫能愈也。吐中有汗，如引涎、追泪、嚏鼻，凡上行者之类皆吐法也。完素曰：郁而不散为壅，必宣以散之，如痞满不通之类是矣。攻其里则宣者上也，泄者下也。涌剂则瓜蒂、栀子之属是矣。发汗通表亦同。时珍曰：壅者，塞也；宣者，布也，散也。郁塞之病，不升不降，传化失常，或郁久生病，或病久生郁。必药以宣布敷散之，如承流宣化之意，不独涌越为宣也。是以气郁则香附、抚芎之属以开之；不足则补中气以运之。火郁微则山栀、青黛以散之，甚则升阳解肌以发之；湿郁微③则苍术、白芷之属以燥之，甚则风药以胜之；痰郁微④则南星、橘皮之属以化之，甚则瓜蒂、藜芦⑤之属以涌之；血郁微则桃仁、红

---

① 藿枳：《治法汇》卷一同。《本草纲目》序例卷一"十剂"作"藿香"。

② 知：原作"如"，据《儒门事亲》卷一"七方十剂绳墨订"、《本草纲目》序例卷一"十剂"改。

③ 微：原无，据《本草纲目》序例卷一"十剂"补。

④ 微：原无，据《本草纲目》序例卷一"十剂"补。

⑤ 藜芦：原作"梨卢"，据《本草纲目》序例卷一"十剂"改。

花以行之，甚则或吐或利以行之；食郁微①则山楂、神曲以消之，甚则上涌下泄以去之。皆宣剂也。

通剂

之才曰：通可去滞，通草、防己之属是也。完素曰：留而不去，必通以行之，如水病痰澼之类。以木通、防己之属攻其滞，则留者行也。滑石、茯苓、芫花、甘遂、大戟、牵牛之类是也。从正曰：通者，流通也。前后不得溲便，宜木通、海金沙、琥珀、大黄之属通之。痹痛郁滞，经隧不利，亦宜通之。时珍曰：滞，留滞也。湿热之邪留于气分，而为痛痹癃闭者，宜淡渗之剂，上助肺气下降，通其小便，而泄气中之滞，木通、猪苓之类是也；湿热之邪留于血分，而为痛痹肿注、二便不通者，宜苦寒之药下引，通其前后而泄血中之滞，防己之类是也。经曰味薄者通，故淡味之药谓之通剂。

补剂

之才曰：补可去弱，人参、羊肉之属是也。杲曰：人参甘温能补气虚，羊肉甘热能补血虚。羊肉补形，人参补气。凡气味与二药同者皆是也。从正曰：五脏各有补泻，五味各补其脏。有表虚、里虚，上虚、下虚，阴虚、阳虚，气虚、血虚。经曰：精不足者补之以味；形不足者温之以气。五谷、五菜、五果、五肉，皆补养之物也。时珍

---

① 微：原作“湿”，据《本草纲目》序例卷一“十剂”改。

曰：经云不足者补之，又云虚者补之，又云虚则补其母。生姜之辛补肝，炒盐之咸补心，甘草之甘补脾，五味子之酸补肺，黄柏之苦补肾。又如茯神之补心气，生地黄之补心血；人参之补脾气，白芍药之补脾血；黄芪之补肺气，阿胶之补肺血；杜仲之补肾气，熟地黄之补肾血；芎䓖之补肝气，当归之补肝血之类。皆补剂，不特人参、羊肉为补也。

泄剂

之才曰：泄可去闭，葶苈、大黄之属是也。杲曰：葶苈苦寒，气味俱厚，能泄肺之闭，又泄大肠。大黄走而不守，能泄血闭肠胃渣秽之物。一泄气闭利小便，一泄血闭利大便。凡与二药同者，皆然。从正曰：实则泻之，诸痛为实，痛随利减。芒硝、大黄、牵牛、甘遂、巴豆之属，皆泻剂也。其催生下乳，磨积逐水，破经泄气，凡下行者，皆下法也。时珍曰：去闭，当作去实。经云实者泻之，实者泻其子是矣。五脏五味皆有泻，不独葶苈、大黄也。肝实，泻以芍药之酸；心实，泻①以甘草之甘；脾实，泻以黄连之苦；肺实，泻以石膏之辛；肾实②，泻以泽泻之咸是矣。

卷下 三九

---

① 泻：原无，据《本草纲目》序例卷一"十剂"补。

② 泻以……肾实：此八字原无，据《本草纲目》序例卷一"十剂"补。

轻剂

之才曰：轻可去实，麻黄、桂枝①之属是也。从正曰：风寒之邪，始客皮肤，头痛身热，宜解其表，《内经》所谓轻而扬之也。痈疮疥痤，俱宜解表，汗以泄之，毒以薰之，皆轻剂也。凡薰洗蒸灸、熨烙刺砭、导引按摩，皆汗法也。时珍曰：当作轻可去闭。有表闭、有里闭，上闭、下闭。表闭，风寒伤营，腠理闭密，阳气拂郁，不能外出，而为发热、恶寒、头痛、脊强诸病，宜轻扬之剂发其汗，而表自解也；里闭者，火热郁抑，津液不行，皮肤干闭，而为肌热、烦热、头痛、目肿、昏瞀、疮疡诸病，宜轻扬之剂解其肌，而火自散也。上闭有二：一则外寒内热，上焦气闭，发为咽喉闭痛之证，宜辛凉之剂以扬散之，则闭自开；一则饮食寒冷，抑②遏阳③气在下，发为胸膈痞满闭塞之证，宜扬其清而抑其浊，则痞自泰也。下闭有二：有阳气陷下，发为里急后重，数至圊④而不便⑤之证，但升其阳而大便自顺，所谓下者举之也；有燥热伤

药理近考 —— 四〇

---

① 桂枝：《治法汇》卷一同。《本草纲目》序例卷一"十剂"作"葛根"

② 抑：原无，据《本草纲目》序例卷一"十剂"补。

③ 阳：原作"扬"，据《本草纲目》序例卷一"十剂"改。

④ 圊（qīng 青）：厕所。《说文·口部》："圊，厕清也。"《释名·释宫室》："圊，杂也，言人杂厕其上也。"

⑤ 便：《本草纲目》序例卷一"十剂"作"行"。

肺，金气①膹郁，窍②闭于上，而膀胱闭于下，为小便不利之证，以升麻之类探而吐之，上窍通而小便自利矣，所谓病在下，取之上也。

重剂

之才曰：重可去怯，磁石、铁粉之属是也。从正曰：重者，镇缒③之谓也。怯则气浮，如丧神守，而惊悸气上。朱砂、水银、沉香、黄丹、寒水石之类皆体重也。久病咳嗽，涎潮于上，形羸不可攻者，以此缒之。经云：重者，因而减之，贵其渐也。时珍曰：重则凡四：有惊则气乱，而魂气飞扬，如丧神守者；有怒则气逆，而肝火激烈，病狂善怒者，并铁粉、雄黄之类以平其肝；有神不守舍，而多惊健忘，迷惑不宁者，宜朱砂、紫石英之类以镇其心；有恐则气下，精志失守而畏，如人④将捕之者，宜磁石、沉香之类以安其肾。大抵重剂压浮火而坠痰涎，不独治怯也。故诸风掉眩及惊痫痰喘之病，吐逆不止及反胃之病，皆浮火痰涎为害，俱宜重剂以坠之。

滑剂

之才曰：滑可去着，冬葵子、榆白皮之属是也。完素

① 气：原作"其"，据《本草纲目》序例卷一"十剂"改。

② 窍：原无，据《本草纲目》序例卷一"十剂"补。

③ 缒（zhuì坠）：以绳悬物送下。《说文·糸部》："以绳有所悬也。"段注："以绳系物垂之。缒，缒之言垂也。"

④ 如人：原作"人如"，据《本草纲目》序例卷一"十剂"乙转。

曰：涩则气着，必滑剂以利之。滑能养窍，故润利也。从正曰：大便燥结，麻仁、郁李之类；小便淋涩，宜葵子、滑石之类。前后不通，两①阴俱闭也，名曰三焦约。约者，束也。宜先以滑剂润其燥，然后攻之。时珍曰：着者，有形之邪，留着于经络脏腑之间也，便溺②浊带、痰涎、胞胎、痈瘇③之类是也，皆宜滑药以引去其留着之物。此与木通、猪苓通以去滞相类而不同。木通、猪苓，淡渗之物④，去湿热无形之邪；葵子、榆皮，甘滑之类⑤，去湿热有形之邪。故彼曰滞，此曰着也。大便涩者，波棱⑥、牵牛之属；小便涩者，车前、榆皮之属；精窍涩者，黄柏、葵花之属；胞⑦胎涩者，黄葵子、王不留行之属；引痰涎自小便去者，半夏、茯苓之属；引疮毒自小便去者，五叶藤、萱草根之属。皆滑剂也。半夏、南星皆辛而涎滑，能泄湿气、通大便⑧，盖辛能润、能走气、能化液也。或以为燥药，谬矣。湿去土⑨燥，非二物性燥也。

① 两：原作"而"，据《本草纲目》序例卷一"十剂"改。
② 溺：《本草纲目》序例"十剂"作"尿"。
③ 瘇（zhǒng 肿）：《说文·疒部》："瘇，胫气肿。"段注："即足肿也。"
④ 物：原作"性"，据《本草纲目》序例卷一"十剂"改。
⑤ 类：原作"性"，据《本草纲目》序例卷一"十剂"改。
⑥ 波棱：即菠菜。《事物纪原·草木花果》："《刘公嘉话录》曰波棱菜，西国有僧将其子来。韦绚云岂非颇陵国来，语讹为波棱也。"
⑦ 胞：此下原衍"络"，此指子宫"胞胎"为是，据《本草纲目》序例卷一"十剂"删。
⑧ 便：原无，据《本草纲目》序例卷一"十剂"补。
⑨ 土：原作"上"，据《本草纲目》序例卷一"十剂"改。

涩剂

之才曰：涩可去脱，牡蛎、龙骨之属是也。完素曰：滑则气脱，如开肠洞泄，便溺遗失之类，必涩剂以收敛之。从正曰：寝汗不禁，涩以麻黄根、防风；滑泄不已，涩以豆蔻、枯矾、木贼、罂粟壳；喘嗽上奔，涩以乌梅、诃子。凡酸味同乎涩者，收敛之义也。然此种皆先攻其邪，而后收之可也。时珍曰：脱者，气脱也，血脱也，精脱也，神脱也。脱则散而不收，故用酸涩温平之药，以敛其耗散。汗出亡阳，精滑不禁，泻利不止，大便不固，小便自遗，久嗽亡津，皆气脱也；下血不已，崩中暴下，诸大失血，皆血脱也。龙骨、牡蛎、海螵蛸、五味子、五倍子、乌梅、榴皮、诃①黎勒、罂粟壳、莲房、棕灰、赤石脂、麻黄根之类皆涩药也。气脱兼以补气药，血脱兼以补血药及兼气药，气者血之帅也。脱阳者见鬼，脱阴者目盲，此神脱也，非涩药所能收也。

燥剂

之才曰：燥可去湿，桑白皮、赤小豆之属是也。土②气淫胜，肿满脾湿，必燥剂以除之，桑皮之属。湿胜于上，以苦吐之，以淡渗之是也。从正曰：积寒久冷，吐利

---

① 诃：原作"阿"，据《本草纲目》序例卷一"十剂"改。
② 土：《素问病机其宜保命集》卷上、《神农本草经疏》并作"湿"字。

腥秽，上下所出，水液澄澈清冷，此大寒之病，宜姜、附、胡椒辈以燥之。脾病湿气，则白术、陈皮、木香、苍术之属除之，亦燥剂也。而黄连、黄柏、栀子、大黄，其味皆苦，苦属火，皆能燥湿，此《内经》之本旨也，岂独姜、附之俦^①为燥剂乎？时珍曰：湿有外感，有内伤。外感之湿，雨露岚雾，地气水湿，袭于皮肉筋骨经络之间；内伤之湿，生于水饮酒食及脾弱。固不可执一论也。故风药可以胜湿，燥药可以除湿，淡药可以渗湿，泄小便可以引湿，利大便可以逐湿，吐痰涎可以祛湿。湿而有热，苦寒之剂燥之；湿而有寒，辛热之剂燥之；不独桑皮、赤小豆为燥剂也。湿去则燥，故谓之燥。

润剂^②

之才曰：湿可去枯，白石英、紫石英之属是也。从正曰：湿者，润湿也，虽与滑类，又有不同。经曰：辛以润之，辛能走气、能化液故也。盐硝味咸，属真阴之水，诚濡枯之上药也。人有枯涸皴揭之病，非独金化，盖有火以乘之，故非润剂不能愈。完素曰：津液一枯，五脏痿弱，荣卫涸流，必湿剂以润之。时珍曰：枯者，燥也。阳明燥金之化，秋令也。风热拂甚，则血液枯涸而为燥^③。上燥

① 俦（chóu 畴）：指伴侣、同一类、同辈之人。《广韵·尤》："俦，侣也。"《正字通》："俦，众也，匹也，侣也。"

② 润剂：《本草纲目》李时珍曰"湿剂"当作"润剂"。《儒门事亲》《本草蒙筌》并作"湿剂"。

③ 燥：此下《本草纲目》有"病"字。

则渴，下燥则结，筋燥则强，皮燥则揭，肉燥则裂，骨燥则枯，肺燥则痿，肾燥则消。凡麻仁、阿胶膏润之属，皆润剂也。养血则当归、地黄；生津则麦冬、知母、花粉之属；益精则苁蓉、枸杞之属。若但以石英为润剂则偏矣，古人以服石为滋补故尔。

三锡曰：凡诊病者，必察原由、新久、胃气、饮食。久病有胃气，药乃验，否则危。山野农人，昼则力作，劳形者多；贫贱，衣食不足，志气郁悒；佣人、仆夫，多劳伤；僧尼、寡妇，多郁结，阴阳不和；富贵家，厚味生痰，饮酒动火，纵情恣欲，多内虚。少者血气旺，病易愈；老年血气衰，忌克伐。胎产同法。婴儿肠胃脆薄，少药为佳。

五味宜忌

歧伯曰：木生酸，火生苦，土生甘，金生辛，水生咸。辛散，酸收，甘缓，苦坚，咸软。毒药攻邪，五谷为养，五果为助，五畜为益，五菜为充。气味①合而服之，以补精益气。此五味各有所利，四时五脏，病随所宜也。又曰：阴之所生，本在五味；阴之五宫，伤在五味。骨正筋柔，气血以流，腠理以密，骨气以精②，长有天命。又曰：圣人春夏养阳，秋冬养阴，以从其根，二气常存春食凉，夏食寒，以养阳；秋食温，冬食热，以养阴。

---

① 味：原无，据《素问·脏气法时论》补。
② 精：原作"清"，据《素问·生气通天论》改。

五欲：肝欲酸，心欲苦，脾欲甘，肺欲辛，肾欲咸，此五味合五脏之气。

五宜：青色宜酸，肝病宜食麻、犬、李、韭；赤色宜苦，心病宜食麦、羊、杏、薤；黄色宜甘，脾病宜食粳、牛、枣、葵；白色宜辛，肺病宜食黄黍、鸡、桃、葱；黑色宜咸，肾病宜食大豆黄卷、猪、粟、藿。

五禁：肝病禁辛，宜食甘，粳、牛、枣、葵；心病禁咸，宜食酸，麻、犬、李、韭；脾病禁酸，宜食咸，大豆、豕、粟、藿；肺病禁苦，宜食酸①，麦、羊、杏、薤；肾病禁甘，宜食辛，黄黍、鸡、桃、葱。

思邈曰：春宜省酸增甘以养脾，夏宜省苦增辛以养肺，秋宜省辛增酸以养肝，冬宜省咸增苦以养心，四季宜省甘增咸以养肾。时珍曰：五欲者，五味入胃，喜归本脏。有余之病，宜本味以通之。五禁者，五脏不足之病，畏其所胜，而宜其所不胜也。

五走：酸走筋，筋病毋多食酸，多食令人癃，酸气涩收，胞得酸而缩卷，故水道不通也；苦走骨，骨病毋多食苦，多食令人变呕，苦入下脘，三焦皆闭，故变呕也；甘走肉，肉病毋多食甘，多食令人悗②心，甘气柔润③，胃柔则缓，缓则虫动，故悗心也；辛走气，气病毋多食辛，多

---

① 酸：《本草纲目》序例卷一"五味宜忌"注作"苦"。
② 悗：原作"悦"，据《本草纲目》序例卷一"五味宜忌"改。下同。
③ 润：原作"闰"，据《本草纲目》序例卷一"五味宜忌"改。

食令人洞心，辛走上焦，与气俱行，久留心下，故洞心也；咸走血，血病毋多食咸，多食令人渴，血与咸相得则凝，凝①则胃汁注之，故咽路焦而舌本干。《九针论》作咸走骨，骨病毋多食咸；苦走血，血病毋多食苦。

五伤：酸伤筋，辛胜酸；苦伤气，咸②胜苦；甘伤肉，酸胜甘；辛伤皮毛，苦胜辛；咸伤血，甘胜咸。

五过：味过于酸，肝气以津，脾气乃绝，肉胝③胝而唇揭；味过于苦，脾气不濡，胃气乃厚，皮稿④而毛拔；味过于甘，心气喘满，色黑，肾气不平，骨痛而发落；味过于辛，筋脉沮⑤弛，精神乃央，筋急而爪枯；味过于咸，大骨气劳，短肌，心气抑，脉凝涩而变色。时珍曰：五走五伤者，本脏之味自伤也。即阴之五宫伤在五味也；五过者，本脏之味伐其所胜也，即脏气偏胜也。

五味偏胜

岐伯曰：五味入胃，各归所喜。酸先入肝，苦先入心，甘先入脾，辛先入肺，咸先入肾。久而增气，物化之常。气增而久，夭之由也。

---

① 凝：原无，据《灵枢·五味》补。
② 咸：原作"酸"，据《本草纲目》序例卷一"五味宜忌"改。
③ 胝（zhī）：此下原衍"伤"字，据《素问·五脏生成论》删。
④ 稿：《本草纲目》序例卷一"五味宜忌"作"槁"，"槁"通"稿"。《说苑·建本》："弃其本者，荣其稿也。"
⑤ 沮：原作"阻"，据《本草纲目》序例卷一"五味宜忌"改。

王冰曰：入肝为温，入心为热，入肺为清，入肾为寒，入脾为至阴而四气兼之，皆为增其味而益其气，故各从本脏之气，久则从化。故久服黄连、苦参反热，从苦化也。余味仿此。气增不已则脏气偏胜，必有偏绝。脏有偏绝，必有暴夭。是以药不具五味，不备四气，而久服之，随暂获胜，久必致夭。故绝粒服饵者，不暴亡，无五味资助也。杲曰：一阴一阳之谓道，偏阴偏阳之谓疾。阳剂刚胜，积若燎原，为消狂痈疽之属，则天癸竭而荣涸；阴剂柔胜，积若凝水，为洞泄寒中之病，则真火微而卫散。故大寒大热之药，当从权用之，气平而止。有所偏助，令人脏气不平，夭之由也。

标本阴阳

李杲曰：夫治病者，当知标本。以身论之，外为标，内为本，阳①为标，阴②为本。故六腑属阳为标，五脏属阴为本；脏腑在内为本，十二经络在外为标；而脏腑阴阳，血气③经络又各有标本焉。以病论之，先受为本，后传为标，故百病必先治其本，后治其标，否则邪气滋甚，其病益蓄。纵先生轻病，后生重病，亦先治其轻，后治其重，则邪气乃伏。有中满及病大小便不利，则无问先后标本，

① 阳：原作"阴"，据《本草纲目》序例卷一"标本阴阳"改。
② 阴：原作"阳"，据《本草纲目》序例卷一"标本阴阳"改。
③ 血气：《本草纲目》序例卷一"标本阴阳"作"气血"。

必先治满及大小便为其急也。故曰缓则治其本，急则治其标。又从前来者为实邪，后来者为虚邪。实则泻其子，虚则补其母。假如肝受心火，为前来实邪，当于肝经刺荣[①]穴以泻心火，为先治其本；于心经刺荣穴以泻心火，为后治其标。用药则入肝之药为引，用泻心之药为君。经曰：本而标之，先治其本，后治其标是也。又如肝受肾水为虚邪，当于肾经刺井穴以补肝木，为先治其标；后于肝经刺合穴以泻肾水，为后治其本。用药则入肾之药为引，补肝之药为君。经云：标而本之，先治其标，后治其本是也。

升降浮沉

李杲曰：药有升降浮沉化，生长收藏成，以配四时。春升夏浮，秋收冬藏，土居中化。是以味薄者升而生，气薄者降而收，气厚者浮而长，味厚者沉而藏，气味平者化而成。但言补之以辛、甘、温、热及气味之薄者，即助春夏之升浮，便是泻秋冬收藏之药也。在人之身，肝心是矣。但言补之以酸、苦、咸、寒及气味之厚者，即助秋冬之降沉[②]，便是泻春夏生长之药也。在人之身，肺肾是矣。淡味之药，渗即为升，泄即为降，佐使诸药者也。用药者循此则生，逆此则死。纵令不死，亦厄[③]困矣。

---

① 荣：同"荥"，称腧穴时，多称"荥"。下同。
② 沉：原作"浮"，据《本草纲目》序例卷一"升降浮沉"改。
③ 厄：《本草纲目》序例卷一"升降浮沉"作"危"。

王好古曰：升而使之降，须知抑也；沉而使之浮，须知载也。辛散也，而行之也横；甘发也，而行之也上；苦泄也，而行之也下。酸收也，其性缩；咸软也，其性舒。其不同如此。鼓掌成声，沃火成沸，二物相合，象在其间矣。五味相制，四气相和，其变可轻用哉。《本草》不言淡味、凉气，亦缺文也。

味薄者升，甘平、辛平、辛微温、微苦平之药是也。

气薄者降，甘寒、甘凉、甘淡，寒凉、酸温、酸平、咸平之药是也。

气厚者浮，甘热、辛热之药是也。

味厚者沉，苦寒、咸寒之药是也。

气味平者，兼四气四味，甘平、甘温、甘凉、甘辛平、甘微苦平之药是也。

李时珍曰：酸咸无升，甘辛无降，寒无浮，热无沉，其性然也。而升者，引之以咸寒，则沉而直达下焦；沉者，引之以酒，则浮而上至颠顶。此非窥天地之奥，而达造化之权者，不能至此。一物之中，有根升梢降，生升熟降，是升降在物，亦在人也。

四时用药例

李时珍曰：经曰必先岁气，毋伐天和。又曰升降浮沉则顺之，寒热温凉则逆之。故春月宜加辛温之药，薄荷、荆芥之类，以顺春升之气；夏月宜加辛热之药，香薷、生姜之类，以顺夏浮之气；长夏宜加甘苦辛温之药，人参、白术、苍术、黄柏之类，以顺化成之气；秋月宜加酸温之药，芍药、乌梅之类，以顺秋降之气；冬月宜加苦寒之药，黄芩、知母之类，以顺冬沉之气。所谓顺时气而养天和也。经又云：春省酸增甘，以养脾气；夏省苦增辛，以养肺气；长夏省甘增咸，以养肾气；秋省辛增酸，以养肝①气；冬省咸增苦，以养心②气。此则既不伐天和，而又防其太过，所以礼③天地之大德也。昧者，舍本从标，春用辛凉以伐木，夏用咸寒以抑火，秋用苦温以泄金，冬用辛热以涸水，谓之时药。殊背《素问》逆顺之理，以夏月伏阴，冬月伏阳，推之可知矣。虽然，月有四时，日有四时，或春得秋病，夏得冬病，神而明之，机而行之，变通权宜，又不可泥一也。王好古曰：四时总以芍药为脾剂，苍术为胃剂，柴胡为时剂，十一脏皆取决于少阳，为发生之始故也。凡用纯寒纯热之药，及寒热相杂，并宜用甘草以调和之，惟中满者禁用甘尔。

妊娠服禁

蚖班④水蛭及虻虫，乌头附子配天雄，野葛水银并巴

---

① 肝：原作"肺"，据《本草纲目》序例卷一"四时用药例"改。
② 心：原作"肾"，据《本草纲目》序例卷一"四时用药例"改。
③ 礼：《本草纲目》序例卷一"四时用药例"作"体"。
④ 班：《本草纲目》序例卷二"妊娠禁忌"作"斑"。古"班"通"斑"。《礼记·王制》"班白者"注："杂色曰班。"

豆，牛膝薏苡与蜈蚣，三棱代赭芫花麝，大戟蛇蜕黄雌雄，牙硝芒硝牡丹桂，槐花牵牛皂角同，半夏南星与通草，瞿麦干姜桃仁通，硇砂干漆蟹甲爪，地胆茅根莫用好。

引经药报使

小肠膀胱属太阳，藁本羌活是本乡；三焦胆与肝包络，少阳厥阴柴胡强；大肠阳明并足胃，葛根白芷升麻当；太阴肺脉中焦起，白芷升麻葱白乡；脾经少与肺部异，升麻兼之白芍详；少阴心经独活主，肾经独活加桂良。通经用此药为使，岂有何病到膏肓。

六　陈

药有六味，陈久者良，狼茱半橘，枳实麻黄。狼毒、茱萸、半夏、橘皮也。

十八反

《本草》名言十八反，半蒌贝蔹及攻乌。谓半夏、瓜蒌、贝母、白及、白蔹与乌头相反。

藻戟遂芫俱战草，海藻、大戟、甘遂、芫花，俱与甘草相反。

诸参辛芍叛藜芦，苦参、人参、沙参、玄参、细辛、芍药，俱与藜芦相反。凡汤药丸散中不可合用也。若要令反而吐者，则不忌也。

十九畏

硫黄元①是火之精，朴硝一见便相争，水银莫与砒相见，狼毒最怕密陀僧，巴豆性裂②最为上，偏与牵牛不顺情，丁香莫与郁金见，牙硝难合京三棱，川乌草乌不顺犀，人参又忌五灵脂，官桂善能调冷气，若逢石脂便相欺。大凡修合看逆顺，炮爁③炙煿④要精微。

卒中暴厥　中风　中气　中食痰　中寒　中恶

世以卒然仆倒，昏不知人为中风，以卒死者为中脏，痰涎壅盛者为痰厥。不知真气太弱，痰火泛上者，十居八九。若虚极而阳暴脱，则尿出而死矣，急煎参芪膏，加竹沥、姜汁灌之。外用皂角、细辛、菖蒲为末，吹入鼻取嚏。有嚏可治，无则不治，以此可验其浅深、凶吉。速于脐下，大艾灸之，亦有尿出，而补接得活者。误用他药，即无生意。

中气：有因暴怒而厥者，名中气。轻者用乌药顺气散，重者苏合香丸，竹沥、姜汁调，抉开口灌之。

---

① 元：《治法汇》卷一作"原"。

② 裂：通"烈"。《说文·衣部》："裂，余也。从衣列声。"段注："或假烈为之。方言曰：烈，余也。"此处喻药性强烈。

③ 爁（làn 烂）：中药炮制法之一。《玉篇·火部》："爁，火焱行。"《淮南子·览冥训》："火爁焱而不灭。"《集韵·阚韵》："爁，火貌。"

④ 煿（bó 博）：中药炮制法之一。《广韵·铎》："煿，本作爆。""爆，迫于火也。"

中食：忽然扑倒，不可遽①认为风，须仔细推详。询之曾动怒否，曾用食否。如气口紧盛，其人饮食之际，忽因气恼或恼后吃食，或食后冒寒，即不能运化，停积胃口，塞滞心窍，正气不通，则手足无所措，而昏冒卒倒也。急以盐汤探吐，吐净，审因用药。因外邪，藿香正气散；气滞，则八味顺气汤。吐后别无他证，只用平胃、二陈加白术、神曲、麦药②调理。

痰厥：痰涎壅盛，脉沉滑或洪，名痰厥。从类中治痰法。

中暑：暑月忽厥为暑风。从暑治。

中寒：寒月忽厥为中寒。从阴证治。

中恶：素弱人夜行，或入神堂古庙，吊丧登塚，或入久空房屋，为阴邪所逼，而昏冒不知人，名中恶。急灌苏合香丸，或藿香正气散。不醒，用秦承祖灸鬼法，内服参芪汤。

诸中：或未苏或已苏，或久病忽吐出紫红色者，死。

《传心方》③云：治男妇涎潮于心，卒然晕倒，当即时扶入暖室，正坐当面，作好醋炭熏之，令醋气冲入口鼻，良久，其涎自下而苏。唯不可与一滴汤，水入喉，涎得汤水，系于心络不能去，必成废人。西北二方地高风劲，真为风所中有之，其脉必浮乃是。

药理近考

五四

---

① 遽（jù 剧）：仓促也。《玉篇·辵部》："遽，急也，疾也，卒也。"
② 药：据文义及《本草纲目》卷三"食滞"，疑"蘗"字误。
③ 传心方：不详。此为《治法汇》卷一所引书名。

校注后记

《药理近考》全书共二卷，约成书于清康熙三十七年
（1698），清代医家陈治撰。兹就整理所见，略述已得。

一、作者

陈治（约1640—1710），字三农（一字山农），号泖
庄，清代云间（今上海松江）人，为明代著名医家陈霞山
第五世孙。五世业医，高祖霞山，著《内经纂》；曾祖邃
岩，著《璜溪医约解》；祖父完朴，著《医归寱言》；父蓉
城，著《外台秘典》《脉药骊珠》等。陈氏家族行医于粤东
地区，其医术在该地区有很高的声誉。戴序"陈子三农，
家学渊源，究心有术，纂辑秘要"，又张建绩序"家境藏
书，博学高蹈"，证明陈氏世家业医事实。

陈治，初为国子生（即国子监生），善诗、善画，生
平好游，足迹遍吴粤。由于仕途不第，陈氏有"为良医"
之志，在吴地创办"育婴会所"，有救活数千人的事迹
（据吴正治序文）。晚年隐居乡僻，并继家学，辑其先祖遗
著及家书中验而有效者，兼采先贤医论，凡脏腑经络之所
系、四时六气之所染、营卫阴阳气血之变迁、临床各科之
证治，皆能摄精萃华。于1670~1698年汇编成《证治大
还》四十三卷。

二、《药理近考》摘要及版本

（一）《药理近考》摘要

该书征引《内经》以来至金元时期医家著述，分上下二卷，23个专题，阐述方药治法、配伍、临证等方面的基本理论。上卷分补法、泻法、汗、吐、下、五脏泻法、正治从治、五脏五味补泻、引经报使、脏腑标本虚实用药式等10个专题论述，突出药物的证治法则。下卷分七方、十剂、五味宜忌、五味偏胜、标本阴阳、升降浮沉、四时用药例、妊娠服禁、引经药报使、六陈、十八反、十九畏、卒中等13个专题，对方药组成原则、配伍宜忌等理论予以论述。

（二）版本

根据《中医古籍总目》《四库全书总目提要》等书目，课题组深入考察了该书版本情况：

1. 北京国家图书馆所藏为清康熙贞白堂本（《四库全书存目丛书》影印本），与山东中医药大学图书馆所藏为康熙贞白堂本相同。卷首著者栏有"云间陈治三农述 三韩张镛元声参"双行14字；书口上端书名为"证治大还"，中为"卷上"及标题名，下端为页码，最下端为"贞白堂"；行款：半页9行/20字，四周双边，单鱼尾。

2. 南京中医药大学图书馆所藏本，与《中国本草全书》影印本收入《药理近考》相同，为"康熙贞白堂本"二卷。卷首著者栏有"云间陈治三农述"7字；书口上端书名为"证治大还"，中为"卷上"及标题名，下端为页码，最下端为"贞白堂"；行款：半页9行/20字，四周双边，单鱼尾。

考察认为，该书两种版本，除卷首参编者有异，内容行款皆相同，皆属贞白堂刻本（相关版本考察详见"校注后记"）。成书时间应为康熙三十七年（1689）。

三、《证治大还》丛书

《证治大还》丛书本收录情况复杂，从汇聚过程入手，因丛书形成不是一蹴而就，属于个人著作汇集，故时间早晚有异，需逐一查看，了解丛书汇集过程。

（一）卷帙与子目分类

据《全国中医图书联合目录》《中国中医古籍总目》载，《证治大还》共四十三卷，子目有六种，分别是：①临证综合类：《医学近编》二十卷；②儿科：《幼幼近编》四卷；③妇产科通论：《济阴近编》五卷（附李自材先生女科纂）；④伤寒金匮：《伤寒近编（前编、后编各五卷)》；⑤诊法通论：《诊视近纂》二卷（附经络音释）；⑥本草：《药理近考》二卷。

（二）汇集医书时间

丛书各卷卷首序文顺序为：第一序，吴正治序是康熙二十四年（1685）；第二序，石琳序是康熙三十六年（1697）；第三序，沈恺曾序（无时间）；第四序，王国泰序是康熙三十六年（1697），第五序，自序是康熙三十七年（1698）；第六序，张建绩序是康熙三十六年（1697）；第七序，戴纳序是康熙三十六年（1697）；第八序，龚鼎孳序是康熙九年（1670）；第十序，张天觉序是康熙三十六年（1697）。

以上《证治大还》丛书聚书时间，最早为1670年，最晚1698年。从多篇序文撰于"羊城官舍""粤东清安堂"，且作者自叙"粤东端州之文来阁"等记载，《证治大还》一书合刻地在广东。

（三）子目版本考察举例

在考察了北京国家图书馆、山东中医药大学图书馆、南京中医药大学图书馆等多个馆藏的《证治大还》贞白堂本基础上，对子目《药理近考》《诊视近纂》二书卷首著者栏署名、书口二项进行考察，发现各馆藏有明显差异。

第一种：北京国家图书馆所藏《证治大还》清康熙贞白堂本（即《四库全书存目丛书》）和山东中医药大学图书馆所藏《证治大还》康熙贞白堂本。此二本的特点是：①《药理近考》卷首著者栏作"云间陈治三农述 三韩张铺元声参"双行14字，《诊视近纂》卷首著者栏作"云间陈治三农甫述长白石文燿右容甫参"双行17字；②行款：半页9行/20字，四周双边，单鱼尾。

第二种：《中国本草全书》收录《药理近考》康熙贞白堂本（南京中医药大学图书馆）。卷首著者栏作"云间陈治三农述"7字；书口上端书名为"证治大还"，中为

"卷上"及标题名，下端为页码，最下端为"贞白堂"；行款：半页9行/20字，四周双边，单鱼尾。

第三种：南京中医药大学图书馆藏《药理近考》卷首著者栏作"云间陈治三农述"7字，《诊视近纂》卷首著者栏作"云间陈治三农甫述"8字。

二种书天头至上端栏框处有过火痕迹，经修治为惜古衬本，书口为白口，上端无"证治大还"4字，中为"卷上"及标题名，下端为页码，最下端为"贞白堂"；行款：半页9行/20字，四周双边，单鱼尾。所见原件"贞白堂"号与丛书本同，纸质系细绵纸，时间似早于《证治大还》，似是另刻本。

第四种：国家图书馆清代文献馆00756oam2提供数据"9行20字，小字双行，白口，四周双边，单鱼尾"。

上述四种版本可以归纳为二：一为《证治大还》丛书本。据所见版式，可能有先后二次刊行，有多篇序文并有"三韩张镛元声参"等字样丛书本；无序文无"三韩张镛元声参"丛书本。二为《药理近考》《诊视近纂》，二书为白口另刻本。

通过对《药理近考》整理，特别是对丛书本与单行本（又称另种）版本考查，笔者认识到古籍图书查找的复杂性，从同中查异，从异中查同，为确定一书的成书年代起到至关重要的作用。读懂古籍，先要掌握版本知识，才能事半功倍，避免以偏概全。

总 书 目

I

本　草

方　书

卫生编

袖珍方

仁术便览

古方汇精

圣济总录

众妙仙方

李氏医鉴

医方丛话

医方约说

医方便览

乾坤生意

悬袖便方

救急易方

程氏释方

集古良方

摄生总论

辨症良方

活人心法（朱权）

卫生家宝方

寿世简便集

医方大成论

医方考绳愆

鸡峰普济方

饲鹤亭集方

临症经验方

思济堂方书

济世碎金方

揣摩有得集

亟斋急应奇方

乾坤生意秘韫

简易普济良方

内外验方秘传

名方类证医书大全

新编南北经验医方大成

临证综合

医级

医悟

丹台玉案

玉机辨症

古今医诗

本草权度

弄丸心法

医林绳墨

医学碎金

医学粹精

医宗备要

医宗宝镜

医宗撮精

医经小学

医垒元戎

医家四要

证治要义

松厓医径

扁鹊心书

素仙简要

慎斋遗书

折肱漫录

丹溪心法附余